EMBARAZO

A - Z

Diccionario Croata - Español

Edita Ciglenečki

ISBN-13: 978-1984111296
ISBN-10: 1984111299

INTRODUCCIÓN

Este diccionario del embarazo croata-español proporciona de forma breve, clara y suficiente unos 2200 términos que cubren partes del cuerpo humano; síntomas y enfermedades; farmacia; facilidades médicas, procedimientos y asistencia médica; exámenes médicos; embarazo y obstetricia.

CONTENIDO

EMBARAZO

A - Z

Diccionario Croata - Español

Abdominalna aorta Aorta abdominal

Aberantni pankreas Pancreas aberrante

Abnormalna gibljivost Flexibilidad anormal

Abnormalno velik gubitak krvi tijekom mjesečnice (menoragija) Pérdida de sangre mayor durante la menstruación (menorragia)

Abortivni lijekovi Fármacos abortivos

Abrupcija posteljice Desprendimiento prematuro de placenta

Abulija (poremećaj umanjene motivacije) Abulia

Acetilkolin Acetilcolina

Acidoza Acidosis

Adenohipofiza Adenohipófisis

Adenopatija Adenopatía

Adrenalin Adrenalina

Aerofobija (strah od letenja) Aerofobia (miedo a volar)

Aerosol Aerosol

Afte (ulceracija sluznice usta) Afta (úlcera en la mucosa oral)

Agenezija (nedostatak jednog organa) Agenesia (ausencia de un órgano)

Agenezija bubrega Agenesia renal

Aglutinin Aglutinina

Aglutinogen Aglutinógeno

Akne Acné

Akrofobija (strah od visine) Acrofobia (miedo a las alturas)

Aktivni fetalni pokreti Movimiento fetal

Aktivni ugljen Carbón activado

Akutna bol Dolor agudo

Akutna dilatacija želuca Dilatación aguda del estómago

Akutna upala crvuljka Apendicitis aguda

Akutni abdomen Abdomen agudo

Akutno plućno srce Cor pulmonale agudo

Akutno zatajenje bubrega Insuficiencia renal aguda

Albinizam Albinismo

Albumin Albúmina

Albumin u serumu Albúmina en la sangre

Albuminurija Albuminuria

Aldosteron Aldosterona

Aldosteronizam Aldosteronismo (hiperaldosteronismo)

Alergija Alergia

Alergija na hranu Alergia a alimentos

Alergija na lijekove Alergia al medicamento

Alergološko testiranje kože (prick test) Test cutaneos de alergia (prick)

Alfafetoproteinski test (AFP) Prueba de alfa-fetoproteína

Alkalna fosfataza Fosfatasa alcalina

Alkaloza Alcalosis

Alkohol Alcol

Alkoholizam Alcoholismo

Alveola Alvéolo

Ambu balon s maskom Bolsa Ambú de ventilación manual

Ambulanta Enfermería

Aminofilin Aminofilina

Aminokiselina Aminoácido

Amnezija Amnesia

Amniocenteza Amniocentesis

Amnioskopija Amnioscopia

Amonijak Amoníaco

Ampicilin Ampicilina

Ampula Ampolla (recipiente)

Amputacija Amputación

Anafilaktični šok Choque anafiláctico

Analgetik Analgésico

Analgezija (neosjetljivost na bol) Analgesia

Analiza plinova u krvi Prueba de gases en la sangre

Analna fistula Fístula anal

Analna fisura Fisura anal

Analni apsces Absceso anal

Anemija radi deficita željeza (sideropenična anemija) Anemia ferropénica

Anemija srpastih stanica Anemia falciforme (anemia drepanocítica)

Anencefalija Anencefalia

Anestetik Anestésico

Anestezija (narkoza) Anestesia

Aneurizma Aneurisma

Aneurizma abdominalne aorte Aneurisma de aorta abdominal

Aneurizma aorte Aneurisma de aorta

Angina Angina

Angina pektoris Angina de pecho (angor, angor pectoris)

Angioedem (Quinckeov edem, angioneurotski edem) Angioedema (edema de Quincke)

Angiografija Angiografía

Ankiloza (ukočenje zgloba) Anquilosis

Anomalija moždanih krvnih žila Malformación arteriovenosa cerebral

Anomalija u razvoju mozga Malformación del desarrollo cerebral

Anomalije fetusa Anomalías fetales

Anomalije maternice	Malformaciones uterinas
Anoreksija	Anorexia
Anoskopija	Anoscopía
Antacid	Antiácido
Antialergik	Antialérgico
Antialkoholik	Fármaco antialcohólico
Antianemik	Antianémico
Antiaritmik	Agente antiarrítmico
Antibiogram	Antibiograma
Antibiotik	Antibiótico
Antidepresiv	Antidepresivo
Antidiabetik	Antidiabético
Antidiaroik	Antidiarréico
Antidiuretski hormon (vazopresin)	Hormona anidiurética (arginina vasopresina)
Antidot	Antídoto
Antiepileptik (antikonvulziv)	Anticonvulsivo (antiepiléptico)
Antihelmintik	Antihelmíntico
Antihipertenziv	Antihipertensivo
Antihistaminik	Antihistamínico
Antikoagulans	Anticoagulante
Antimalarik	Antimalárico
Antimikotik	Antimicótico (antifúngico)
Antioksidans	Antioxidante
Antiperspirant	Desodorante
Antipiretik	Antipirético
Antiprotozoik	Antiprotozoario
Antipsihotik	Antipsicótico
Antireumatik	Antireumático
Antiseptik	Antiséptico
Antiserum	Antisuero
Antituberkulotik	Fármaco tuberculostático
Antivirusni lijek	Fármaco antiviral
Anurija (lučenje urina < 100 ml u 24 sata)	Anuria (menos de 100ml de orina en 24h)
Aorta	Aorta
Aortografija	Aortografía
Aparat za disanje (respirator)	Aparato respiratorio
Apetit	Apetito
Aplazija	Aplasia
Apsces	Absceso
Apstinencijska kriza	Síndrome de abstinencia
Aritmija	Arrítmia
Arterija	Arteria
Arterijska embolija	Embolia arterial
Arterijsko krvarenje	Hemorragia arterial
Arteriografija	Arteriografía
Arteriola	Arteriola
Arterioskleroza	Arteriosclerosis
Artrodeza	Artrodesis
Artroskopija	Artroscopia
Artroza skočnog zgloba	Artrosis de tobillo
Ascites	Ascitis
Asfiksija	Asfixia
Aspirator	Aspirador
Aspirin	Aspirina
Astigmatizam	Astigmatismo
Astma	Asma
Astrocit	Astrocito
Atonija	Atonía
Atrezija anusa	Atresia anal
Atrijska fibrilacija	Fibrilación auricular
Atrijski septalni defekt	Comunicación interauricular
Atrijskoventrikularni blok	Bloqueo auriculoventricular
Atrioventrikularni čvor	Nódulo auriculoventricular
Atrofija	Atrofia
Atropin	Atropina
Audiometrija	Audiometría
Autizam	Autismo
Autoimunološka bolest	Enfermedad autoinmune
Automobilska nesreća	Accidente automovilístico (siniestro de tráfico)
Avitamonoza	Avitaminosis
Babica	Matrona (matrón)
Babinje (puerperij)	Puerperio
Bademovo ulje	Aceite de almendras dulces
Bakar	Cobre
Bakterija	Bacteria
Bakterijemija	Bacteriemia (bacteremia)
Bakterijska infekcija	Infección bacteriana
Bakterijska infekcija rodnice (bakterijska vaginoza)	Vaginosis bacteriana
Bakteriurija	Bacteriuria
Banka sperme	Banco de semen
Barbiturat	Barbitúrico
Barotrauma	Barotraumatismo (barotrauma)
Bartolinova žlijezda	Glándula de Bartolino
Batićasti prsti	Acropaquia (hipocratismo digital)
Baza lubanje	Base del cráneo
Bazofilni granulocit	Basófilo
Benigna pozicijska vrtoglavica	Vértigo posicional paroxístico benigno
Benzidinski test stolice	Prueba de la bencidina
Bijelo pranje	Leucorrea
Bilirubin	Bilirrubina
Bilirubin u serumu	Análisis de bilirrubina sérica

Biljni čaj	Tisana (infusión de hierbas)
Biofizikalni profil fetusa	Perfil biofísico fetal
Biokemijske pretrage krvi	Exámenes bioquímicos de sangre
Biološki roditelj	Padre biológico
Biomarker	Marcador biológico
Biopsija	Biopsia
Biopsija bubrega	Biopsia renal
Biopsija endometrija	Biopsia endometrial
Biopsija jetre	Biopsia hepática
Biopsija koštane srži	Biopsia de médula ósea
Biopsija kože	Biopsia de piel
Biopsija limfnog čvora	Biopsia de ganglio linfático
Biopsija moždanih klijetki (ventrikulo-punkcija)	Biopsia cerebral
Biopsija pleure	Biopsia pleural
Biopsija štitnjače	Biopsia de tiroides
Bipolarni poremećaj (manično-depresivna psihoza)	Trastorno bipolar (psicosis maníaco-depresiva)
Bjelančevina (protein)	Proteína
Bjelančevine u urinu	Proteínas en la orina
Bjelančevine u urinu (proteinurija)	Proteinuria
Bjeloočnica	Eclerótica
Bjesnoća (rabies)	Rabia
Blagavaonica	Comedor
Blastocista	Blastocisto
Blizanačka trudnoća	Embarazo múltiple
Blizanci	Gemelos
Bljedilo	Palidez
Blok grane Hisovog snopića	Bloqueo de rama
Boca s kisikom	Tanque de oxígeno
Bočica	Frasquito
Bol	Dolor
Bol pri mokrenju (strangurija)	Micción dolorosa (angurria)
Bol pri snošaju	Relación sexual dolorosa (coitalgia, dispareunia)
Bol u dojci (mastalgija)	Dolor en la mama (mastalgia)
Bol u epigastriju	Dolor epigástrico
Bol u leđima (dorzopatija)	Dolor de espalda (dorsalgia)
Bol u prsištu	Dolor torácico
Bol u trbuhu	Dolor abdominal
Bolesnička soba	Cuarto del paciente
Bolesnik	Paciente
Bolest hijaline membrane (respiratorni sindrom novorođenćeta)	Enfermedad de la membrana hialina (síndrome de distrés respiratorio)
Bolesti krvnih žila	Enfermedades de los vasos sanguíneos
Bolesti srčanih zalistaka	Enfermedades de las válvulas del corazón
Bolna menstruacija (dismenoreja)	Menstruación dolorosa (dismenorrea)
Bolna ovulacija (mittelschmerz)	Ovulación dolorosa
Bolni sindrom	Síndrome doloroso
Bolnica	Hospital
Bolno gutanje (odinofagija)	Dolor al tragar (odinofagia)
Bora	Arruga
Borova otopina	Ácido bórico
Brada	Barbilla (mentón)
Bradavica	Pezón
Bradavica (virusna bradavica)	Verruga
Broj	Número
Broj trudnoća	Paridad
Brom-sulfalein test funkcije jetre	Prueba de la función hepática con bromosulfaleína
Bronhiola	Bronquiolo
Bronhodilatator	Broncodilatador
Bronhografija	Broncografía
Bronhoskopija	Broncoscopia
Bronhospazam	Broncoespasmo
Brzi test na streptokok (strep-test)	Prueba rápida para estreptococo
Bubnjić	Tímpano
Bubnjište	Cavidad timpánica
Bubreg	Riñón
Bubrežna kolika (renalna kolika)	Cólico nefrítico (cólico renal)
Bubrežni kamenac (nefrolitijaza)	Piedra en el riñon (cálculo renal, litiasis renal)
Bulbouretralna žlijezda (Cowperova žlijezda)	Glándula bulbouretral (glándula de Cowper)
Bulimija	Bulimia
Bušilica	Taladro
CA 125 (karcinomski antigen 125)	Marcador tumoral CA 125
CA 19-9 (karbohidratni antigen)	CA 19-9 (antígeno carbohidrato 19-9)
Carski rez	Cesárea
Cefalokela	Cefalocele
Cefalometrija	Cefalometría
Cefalosporin	Cefalosporina

Celijakija	Celiaquía (enfermedad celíaca)
Celulitis	Celulitis
Centralni venozni pritisak (CVP)	Presión venosa central
Cerebralna aneurizma	Aneurisma cerebral
Cerebralna angiografija	Angiografía cerebral
Cerebralna paraliza	Parálisis cerebral
Cerkarija	Cercaria
Cervikalna displazija	Displasia del cuello uterino
Cervikalna erozija	Erosión cervical
Cervikalna inkompetencija	Incompetencia cervical
Cijanoza	Cianosis
Cijepljenje	Vacunación
Cilijarni mišić	Músculo ciliar
Cink	Zinc (cinc)
Cinkova pasta	Pasta de óxido de zinc
Cista	Quiste
Cista na jajniku	Quiste ovárico
Cistična fibroza	Fibrosis quística (mucoviscidosis)
Cistografija	Cistografía
Cistoskopija	Cistoscopia
Citologija	Citología
Citomegalovirus (CMV)	Citomegalovirus (CMV)
Citostatik	Citostático
Cjepivo	Vacuna
Crijevna kost	Ilion
Crijevna resica	Vellosidad intestinal
Crijevni sok	Jugo intestinal
Crijevo	Intestin
Crna stolica (melena)	Heces negras (melena)
Crvena stolica	Heces de color rojo
Crveni urin	Orina de color rojo
Crvenilo kože (eritem)	Enrojecimiento de la piel (eritema)
Curenje iz nosa (rinoreja)	Goteo nasal (rinorrea)
Čaj	Té
Čašica zdjelične kosti (acetabulum)	Acetábulo
Čekaonica	Sala de espera
Čekić (malleus)	Martillo (malleus)
Čeljust	Quijada
Čelo	Frente
Čeona kost	Hueso frontal
Čepić	Supositorio
Četiri	Cuatro
Četrdeset	Cuarenta
Četrdeset drugi	Cuadragésimo segundo
Četrdeset drugi tjedan	Cuadragésimo segunda semana
Četrdeset prvi	Cuadragésimo primero
Četrdeset prvi tjedan	Cuadragésimo primera semana
Četrdeseti	Cuadragésimo
Četrdeseti tjedan	Cuadragésima semana
Četristo	Cuatrocientos
Četrnaest	Catorce
Četrnaesti	Decimocuarto
Četrnaesti tjedan	Decimocuarta semana
Četvorci	Cuatrillizos
Četvrti	Cuarto
Četvrti mjesec	Cuarto mes
Četvrti tjedan	Cuarta semana
Čir (ulkus)	Úlcera (llaga)
Čir na želucu	Úlcera gástrica
Čmar (anus)	Ano
Čvorasta guša (nodularna struma)	Bocio nodular
Ćelavost	Alopecia
Ćopavo stopalo (uvrnuto stopalo, pes equinovarus)	Pie equinovaro (talipes equinovarus, pie bot, pie retorcido)
Dalekovidnost	Hipermetropía
Daltonizam	Daltonismo
Dan	Día
Danas	Hoy
Darovanje krvi (donacija krvi)	Donación de sangre
Davalac (donator)	Donante
Davanje lijekova	Administración de fármacos
Davljenje	Estrangulamiento
Debelo crijevo	Intestino grueso (colon)
Debljanje	Engorde (ganar peso)
Debljina (gojaznost)	Obesidad
Defekografija	Defecografía
Defibrilacija	Desfibrilación
Defibrilator	Desfibrilador
Deformacija kralježnice	Deformidad vertebral
Deformacija stopala	Deformidad del pie
Dehidracija	Deshidratación
Deka	Manta (cobija)
Dekompresijska bolest (kesonska bolest)	Síndrome de decompresión (enfermedad de los buzos, mal de presión)
Dekubitus	Úlcera de decúbito
Delirij	Delirio
Demencija	Demencia
Demineralizacija	Desmineralización
Dendrit	Dendrita
Denzitometrija kostiju (apsorpciometrija kostiju)	Densitometría ósea
Depresija	Depresión

Dermatoskopija (dermoskopija)	Dermatoscopia
Deset	Diez
Deseti	Décimo
Deseti tjedan	Décima semana
Desni	Encía
Desno	Derecha
Devedeset	Noventa
Devet	Nueve
Deveti	Noventa
Deveti mjesec	Noveno mes
Deveti tjedan	Novena semana
Devetnaest	Diecinueve
Devetnaesti	Decimonoveno
Devetnaesti tjedan	Decimonovena semana
Devetsto	Novecientos
Dezoksiribonuklein ska kiselina (DNK)	Ácido desoxirribonucleico
Dezorijentiranost	Desorientación
Diferencijalna dijagnoza	Diagnóstico diferencial
Digestiv	Digestivo
Digitalna supstrakcijska angiografija	Angiografía de sustracción digital
Dijabetes	Diabetes
Dijabetična ketoacidoza	Cetoacidosis diabética
Dijabetična koma	Coma diabético
Dijabetična nefropatija	Nefropatía diabética
Dijabetična neuropatija	Neuropatía diabética
Dijabetična retinopatija	Retinopatía diabética
Dijafragma	Diafragma
Dijagnoza	Diagnóstico
Dijaliza	Diálisis
Dijaliza bubrega	Diálisis renal
Dijaliza jetre	Diálisis de hígado
Dijeta	Régimen (dieta)
Dijetetsko sredstvo	Fármaco antiobesidad
Dinamometar	Dinamómetro
Disanje	Respiración
Diseminirana intravaskularna koagulacija	Coagulación intravascular diseminada
Diskartroza	Discartrosis
Disleksija	Dislexia
Dislokacija ulomaka	Dislocación de los fragmentos
Dispepsija (nervozni želudac)	Dispepsia (indigestión)
Distonija	Distonía
Diuretik	Diurético
Divertikul na debelom crijevu	Divertículo del colon
Divovski stas	Gigantismo
Dizalo	Elevador
Dječje zarazne bolesti	Enfermedades infantiles contagiosas
Djelomična dislokacija (subluksacija)	Desplazamiento de una articulación (subluxación)
Djevičnjak (himen)	Himen
Dlaka	Pelo
Dlan	Palma
DNK analiza	Análisis de DNA
Dobroćudni tumor (benigni tumor)	Tumor benigno
Dojenje	Lactancia materna
Dojenje (laktacija)	Lactancia
Dojka	Mama
Dolje (ispod)	Abajo
Donacija jajašca	Donación de ovocitos
Donja čeljust (mandibula)	Mandíbula
Donja šuplja vena	Vena cava inferior
Donožje (metatarzus)	Metatarso
Doručak	Desayuno
Doštitnjača	Glándula paratiroides
Downov sindrom (mongoloidizam, trisomija 21)	Síndrome de Down (trisomía 21)
Doza	Dosis
Dražeja (tableta)	Comprimido
Dražica (klitoris)	Clítoris
Dren	Sonda de drenaje
Drenaža	Drenaje
Drenažni položaj	Drenaje postural
Drhtanje (tremor)	Temblor
Drhtanje ruku	Temblor en las manos
Drugi	Segundo
Drugi mjesec	Segundo mes
Drugi tjedan	Segunda semana
Drugi trimestar	Segundo trimestre
Ductus Botalli	Ductus arteriosus (conducto arterioso de Botal)
Dugotrajna bolna erekcija (prijapizam)	Erección sostenida y dolorosa (priapismo)
Dušnica (bronh)	Bronquio
Dušnik	Tráquea
Dužina novorođenčeta	Talla de un neonato
Dva	Dos
Dvadeset	Veinte
Dvadeset četvreti tjedan	Vigésimo cuarta semana
Dvadeset četvrti	Vigésimo cuarto
Dvadeset deveti	Vigésimo noveno
Dvadeset deveti tjedan	Vigésimo novena semana
Dvadeset drugi	Vigésimo segundo

Dvadeset drugi tjedan	Vigésimo segunda semana
Dvadeset i dva	Veintidós
Dvadeset osmi tjedan	Vigésimo octava semana
Dvadeset peti	Vigésimo quinto
Dvadeset peti tjedan	Vigésimo quinta semana
Dvadeset prvi	Vigésimo primero
Dvadeset prvi tjedan	Vigésimo primera semana
Dvadeset sedmi	Vigésimo séptimo
Dvadeset sedmi tjedan	Vigésimo séptima semana
Dvadeset šesti	Vigésimo sexto
Dvadeset šesti tjedan	Vigésimo sexta semana
Dvadeset treći	Vigésimo tercero
Dvadeset treći tjedan	Vigésimo tercera semana
Dvadeseti	Vigésimo
Dvadeseti tjedan	Vigésima semana
Dvadest i jedan	Veintiuno
Dvadest osmi	Vigésimo octavo
Dvanaesnik (duodenum)	Duodeno
Dvanaest	Doce
Dvanaesti	Duodécimo
Dvanaesti tjedan	Duodécima semana
Dvije tisuće	Dos mil
Dvjesto	Doscientos
Dvojajčani blizanci	Gemelos dicigóticos (mellizos)
Dvoslike	Visión doble (diplopía)
Dvospolnost	Hermafroditismo
Edem	Edema (hidropesía)
Edem mozga	Edema cerebral
Egzantem	Exantema
Ehoencefalografija	Ecoencefalografía
Ejakulat	Eyaculación
Ekcem	Eccema (eczema)
Eklampsija	Eclampsia
Eksplozivna rana	Lesión por explosión
Elastin	Elastina
Elefantijaza (limfedem)	Elefantiasis
Električni stimulator srca	Marcapasos
Elektroda	Electrodo
Elektroencefalografija (EEG)	Electroencefalografía
Elektroforeza proteina u serumu	Electroforesis de proteínas séricas
Elektrokardiografija (EKG)	Electrocardiografía (ECG, EKG)
Elektrokirurgija	Electrocirurgía
Elektrolit	Electrolito
Elektromagnetska hipersenzibilnost	Hipersensibilidad electromagnética
Elektromiografija (EMG)	Electromiografía
Elektroneurografija	Electroneurografía
Elektroretinografija	Electrorretinografía
Elektroterapija	Electroterapia
Embolija	Embolia
Embrij (zametak)	Embrión
Embrionalni karcinom	Carcinoma embrional
Emulzija	Emulsión
Encefalokela	Encefalocele
Encefalopatija	Encefalopatía
Endometrioza	Endometriosis
Endoskopija	Endoscopia
Endoskopska retrogradna kolangiopankreatografija (ERCP)	Colangiopancreatografía retrógrada endoscópica
Endotoksični šok	Choque endotoxico
Endotrahealna kanila	Sonda endotraqueal
Enteroskopija	Enteroscopia
Eozinofil	Eosinófilo
EPH-gestoze (preeklampsija)	Preeclampsia
Epidemija	Epidemia
Epiduralni hematom	Hematoma epidural
Epiduralno krvarenje	Hemorragia epidural
Epilepsija	Epilepsia
Epruveta	Tubo de ensayo
Eritrocit (crveno krvno tjelešce)	Eritrocito (glóbulo rojo)
Eritromicin	Eritromicina
Esencijalna hipertenzija	Hipertensión esencial
Estrogen	Estrógeno
Estrogen placente	Estrógeno de la placenta
Eterično ulje	Aceite esencial
Ezofagogastroduodenoskopija	Esofagogastroduodenoscopia
Fallotova tetralogija	Tetralogía de Fallot
Febrilne konvulzije	Convulsiones febriles
Fenilketonurija	Fenilcetonuria
Fenolsulfoftaleinski test (PSP-test)	Prueba de la fenolsulfonftaleína
Fentanil	Fentanilo
Fetalna hipertrofija	Macrosomía fetal
Fetalna hipotrofija	Hipotrofia fetal
Fetalna pH-metrija	pH-metría fetal
Fetoskopija	Fetoscopia
Fetus	Feto
Fetusni alkoholni sindrom	Síndrome de alcoholismo fetal
Fibrin	Fibrina
Fibrinogen	Fibrinógeno
Fibroblast	Fibroblasto (célula fija)
Fibrocistična bolest dojke	Mastitis quística crónica (enfermedad fibroquística)

Fitoterapija	Fitoterapia
Fizikalna terapija	Fisioterapia
Fiziološka otopina	Suero fisiológico
Fizioterapeut	Fisioterapeuta
Flaster	Tira adhesiva sanitaria
Flebotromboza	Flebotrombosis
Fluoroskopija	Fluoroscopia
Fobija	Fobia
Fokusirani ultrazvuk visokog intenziteta	Ultrasonido focalizado de alta intensidad (HIFU)
Folikulin (estradiol)	Estradiol
Folikulitis	Foliculitis
Forceps (kliješta)	Fórceps
Fosfolipid	Fosfolípido
Fosfor	Fósforo
Fotofobija (strah od svjetla)	Fotofobia (intolerancia a la luz)
Frekvencija trudova	Frecuencia de las contracciones uterinas
Frigidnost	Frigidez
Funkcionalna magnetska rezonancija (FMR)	Imagen por resonancia magnética funcional (IRMf)
Funkcionalne pretrage jetre	Pruebas de función hepática
Furunkul (čir na koži)	Forúnculo (furúnculo)
Gađenje prema hrani	Aversión por la comida
Galaktoreja	Galactorrea
Gangrena	Gangrena
Gastroenteritis	Gastroenteritis
Gastroskopija	Gastroscopia
Gaza	Gasa
Gel	Gel
Generalizirani edem (anasarka)	Anasarca
Genitalna bradavica (venerična bradavica)	Verruga genital (condiloma acuminata)
Genitalni herpes	Herpes genital
Gentamicin	Gentamicina
Gestacijski dijabetes	Diabetes gestacional
Ginekološki pregled	Examen ginecológico
Ginekologija	Ginecología
Gipsana udlaga	Escayola de inmovilización
Glad	Hambre
Glasgowska skala kome	Escala de coma de Glasgow
Glasnica	Cuerda vocal
Glasno otežano disanje (stridor)	Estridor
Glatki mišić	Músculo liso
Glava	Cabeza
Glavić	Glande
Glavobolja	Dolor de cabeza
Glikogen	Glucógeno
Gljivična infekcija	Infección por hongos
Globulin	Globulina
Glomerul	Glomérulo
Gluhoća	Sordera
Glukagon	Glucagón
Glukokortikoid	Glucocorticoide
Glukoza	Glucosa
Gnoj	Pus
Gnoj u urinu (piurija)	Presencia de pus en la orina (piuria)
Gnojni ispljuvak	Esputo que contiene pus
Gnojni mjehurić	Pústula
Godina	Año
Gonadotropin	Gonadotropina
Goniometar	Goniómetro
Gonioskopija	Gonioscopia
Gonoreja (kapavac, triper)	Gonorrea (blenorragia, blenorrea)
Gore (iznad)	Arriba
Gornja čeljust (maksila)	Hueso maxilar superior (maxila)
Gornja šuplja vena	Vena cava superior
Gornji dio leđa	Espalda superior
Govorna audiometrija	Audiometría del habla
Graafov folikul	Folículo de Graaf
Gram	Gramo
Granični poremećaj osobnosti	Trastorno límite de la personalidad
Granulocit	Granulocito
Grba	Joroba
Grč (spazam)	Espasmo (calambre)
Grč mišića lica	Espasmo facial
Grč rodnice (vaginizam)	Espasmo vaginal (vaginismo)
Gripa (influenca)	Gripe (gripa, influenza)
Griženje noktiju (onikofagija)	Comerse las uñas (onicofagia)
Grkljan	Laringe
Grlo	Garganta
Grožđana mast	Bálsamo de labios
Groznica (vrućica)	Fiebre
Grudište (prsa)	Pecho
Grudna žlijezda (timus)	Timo
Grudni koš	Caja torácica
Gubitak apetita	Pérdida del apetito
Gubitak mišićne snage (astenija)	Pérdida de fuerza muscular (astenia)
Gubitak osjeta dodoira	Pérdida del sentido del tacto
Gubitak osjeta mirisa	Pérdida del sentido del olfato (anosmia)
Gubitak osjeta okusa	Pérdida del sentido del gusto (ageusia)

Gubitak pamćenja	Pérdida de la memoria
Gubitak polovice vidnog polja (hemianopsija)	Pérdida de la mitad del campo visual (hemianopsia)
Gubitak pulsa	Pérdida de pulso
Gubitak sluha	Pérdida de la capacidad auditiva
Gubitak sposobnosti govora (afazija)	Pérdida de capacidad de producir lenguaje (afasia)
Gumirano platno	Sábana de hule para la incontinencia
Guša (struma)	Bocio (coto)
Gušenje	Atragantamiento
Gušterača	Páncreas
Habitualni pobačaj	Aborto habitual
Halucinacija	Alucinación
Hashimotov sindrom	Tiroiditis de Hashimoto
HbsAg (hepatitis B površinski antigen)	HbsAg (antígeno de superficie de la hepatitis B)
Heimlichov zahvat	Maniobra de Heimlich
Helikopter	Helicóptero
Hematokrit	Hematocrito
Hematom	Hematoma
Hemivertebra	Hemivértebra
Hemofilija	Hemofilia
Hemoglobin	Hemoglobina
Hemoglobin u urinu (hemoglobinurija)	Hemoglobina en orina (hemoglobinuria)
Hemolitička bolest novorođenčeta	Enfermedad hemolítica del recién nacido (eritroblastosis fetal)
Hemolitična anemija	Anemia hemolítica
Hemoroidi	Hemorroides
Hemostatik	Hemostático
Heparin	Heparina
Hernija intervertrebralnog diska	Hernia discal
Herpangina	Herpangina
Herpes simpleks	Herpes simple
Herpes zoster	Herpes zóster (herpes zona)
Hidatiformna mola	Embarazo molar
Hidrocefalus	Hidrocefalia
Hidrokela	Hidrocele
Hidroterapija	Hidroterapia
Higijenski ulošci	Toalla sanitaria (compresa, pantiprotector)
Hiperaktivnost	Hiperactividad
Hiperemična sluznica rodnice (Chadwickov znak)	Signo de Chadwick
Hiperemija jajnika	Hiperemia del ovario

Hiperkalcijemija	Hipercalcemia
Hiperkalijemija	Hiperpotasemia (hipercalemia)
Hiperparatireoidizam	Hiperparatiroidismo
Hiperpituitarizam	Hiperpituitarismo
Hiperplazija endometrija	Hiperplasia endometrial
Hipertermija	Hipertermia
Hipertireoza	Hipertiroidismo
Hipertrofija	Hipertrofia
Hipertrofija maternice	Hipertrofia del útero
Hiperurikemija	Hiperuricemia
Hiperventilacija	Hiperventilación
Hipervitaminoza	Hipervitaminosis
Hipervolemija (porast volumena krvi u optoku)	Hipervolemia (aumento del volumen de sangre en la circulación)
Hipnotik	Hipnótico
Hipoalbuminemija	Hipoalbuminemia
Hipofiza	Hipófisis (glándula pituitaria)
Hipoglikemija	Hipoglicemia
Hipohondrija	Hipocondría
Hipoinzulinizam	Hipoinsulinismo
Hipokalcijemija	Hipocalcemia
Hipokalijemija	Hipocaliemia
Hipokromna anemija	Anemia hipocrómica
Hipoksija	Hipoxia
Hipoparatireodizam	Hipoparatiroidismo
Hipopituitarizam	Hipopituitarismo
Hipotalamus	Hipotálamo
Hipotenzija i sinkope	Hipotensión y síncope
Hipotireoza	Hipotiroidismo
Hipotonija	Hipotonía
Hipovolemički šok	Choque hipovolémico
Hirschsprungova bolest (kongenitalni aganglionarni megakolon)	Enfermedad de Hirschsprung (megacolon agangliónico)
Hirzutizam	Hirsutismo
Hisov snopić	Haz de His
Histerija	Histeria
Histeroskopija	Histeroscopia
Hitna služba	Servicios médicos de emergencia
Hodalica	Andador
Hormon	Hormona
Hormon rasta (somatotropin)	Hormona de crecimiento somatotropa
Hormonalna nadomjesna terapija	Terapia de sustitución hormonal
Hrskavica	Cartílago
Hrskavični prsten	Cartílago circoides

Igla	Aguja
Ileum	Íleon
Imobilizator glave	Inmovilizador de cabeza
Imobilizator vrata	Collar cervical
Impetigo	Impétigo
Implantacija (usađivanje)	Implatación
Impotencija	Impotencia
Imunoglobulin	Inmunoglobulina
Imunosupresiv	Inmunosupresor
Indirektni Coombsov test	Prueba de Coombs indirecta
Infarkt	Infarto
Infarkt miokarda	Infarto de miocardio
Infekcija	Infección
Infekcija humanim papiloma virusom (HPV)	Infeccion por el virus del papilom humano (VPH)
Infektivni eritem (peta bolest)	Eritema infeccioso (quinta enfermedad)
Infestacija crijevnim parazitima (helmintijaza)	Infestación de gusanos (helmintiasis)
Infestacija stidnim ušima (iftirijaza)	Infestación por ladilla (ftiriasis)
Infestacija ušima (ušljivost, pedikuloza)	Infestación por piojos (pediculosis)
Infuzija	Infusión
Inhalacija	Inhalación
Injekcija	Inyección
Inkontinencija	Incontinencia
Inkubator	Incubadora
Intenzivna njega	Cuidados intensivos
Interferon	Interferón
Intermitentna klaudikacija	Claudicación intermitente
Intracitoplazmatska spermalna injekcija	Inyección intracitoplasmática de espermatozoides
Intravenozna biligrafija	Biligrafia intravenosa
Intravenozna pijelografija (i.v. Urografija)	Urografía intravenosa
Intubacija	Intubación
Invalidska kolica	Silla de ruedas
Inzulin	Insulina
Ionizirajuća ozračenost	Exposición a las radiaciones ionizantes
Iščašenje (dislokacija, luksacija)	Luxación (lujación, dislocación)
Iscjedak	Flujo (descarga, secreción)
Iscrpljenost (umor, fatigo)	Cansancio (fatiga, letargo, astenia)
Ishemija	Isquemia
Išijas	Ciática
Iskašljavanje krvi (hemoptiza, hemoptoja)	Expectoración de sangre (hemoptisis)
Ispala pupkovina (prolaps pupkovine)	Prolapso del cordón umbilical
Ispiranje	Lavado
Ispiranje želuca	Lavado gástrico
Ispitivanje refrakcije	Refractomería
Isprati	Lavar
Ispred	Enfrente
Istegnuće	Desgarro
Istegnuće ligamenta	Desgarro de ligamento
Istiskivanje ploda	Expulsión del producto
Istiskivanje posteljice i ovoja	Expulsión de la placenta
Iver (patela)	Rótula (patela)
Iza	Detrás
Izbjeglica	Refugiado
Izbjeglički logor	Campamento para refugiados
Izbuljene oči (egzoftalmus)	Exoftalmos
Izdubljeno stopalo (pes excavatus)	Pie cavo (pes cavus)
Izgladnjelost	Inanición
Izostanak mjesečnice (amenoreja)	Ausencia de la menstruación (amenorrea)
Izvanmaternična trudnoća (ektopična trudnoća)	Embarazo ectópico
Izvrnuto stopalo (pes valgus)	Pie valgo
Jajašce	Óvulo
Jaje (mudo, testis)	Testículo
Jajnik	Ovario
Jajovod	Trompa de Falopio (tuba uterina, oviducto)
Jastuk	Almohada
Jedan	Uno
Jedanaest	Once
Jedanaesti	Undécimo
Jedanaesti tjedan	Undécima semana
Jedinica intenzivne njege	Unidad de cuidados intensivos
Jednjak	Esófago
Jednojajčani blizanci	Gemelos monocigóticos
Jejunum	Yeyuno
Jetra	Hígado
Jezik	Lengua
Jod	Yodo (iodo)
Jojobino ulje	Aceite de jojoba
Jučer	Ayer
Jutarnje mučnine	Enfermedad de la mañana (náusea gravídica)
Jutro (prijepodne)	Mañana

Croatian	Spanish
Kalcij	Calcio
Kalcitonin	Calcitonina
Kalendar cijepljenja	Calendario de vacunación
Kalij	Potasio
Kamenac mokraćnog mjehura	Cálculo en el tracto urinario (urolitiasis)
Kamilica	Manzanilla
Kandidijaza	Candidiasis
Kanila	Cánula
Kanta za smeće	Papelera
Kapak	Párpado
Kapi (kapljice)	Gotas
Kapi za nos	Gotas nasales
Kapi za oči	Colirio
Kapi za uši	Gotas óticas
Kapilara	Capilar
Kapilarni hemangiom	Hemangioma capilar (marca de fresa)
Kapsula	Cápsula
Karantena	Cuarentena
Karcinoembrionski antigen (CEA)	Antígeno carcinoembrionario
Karcinom endometrija	Carcinoma de endometrio
Kardiogeni šok	Choque cardiogénico
Kardiomiopatija	Miocardiopatía
Kardiotokografija	Cardiotocografía
Kardiotonik	Cardiotónico
Kariotip	Cariotipo
Kašalj	Tos
Katekolamin	Catecolamina
Kateter	Catéter
Kateterizacija srca (angiokardiografija)	Cateterismo cardíaco
Kateterska angiografija	Angiografía por catéter
Kauterizacija	Cauterización
Kažiprst	Dedo índice
Kegelove vježbe	Ejercicios de Kegel
Kemijska analiza urina	Análisis químico de orina
Kemijski pregled želučanog soka	Análisis químico del jugo gástrico
Kemijsko zagađenje	Polución química
Kemoterapija	Quimioterapia
Keratin	Queratina
Keratoza	Keratosis
Kifoskolioza	Cifoescoliosis
Kifoza	Cifosis
Kihanje	Estornudo
Kila (bruh, hernija)	Hernia
Kilna vreća	Saco de hernia (saco herniario)
Kiretaža	Legrado
Kirurgija	Cirugía
Kirurška sterilizacija muškarca (vazektomija)	Esterilización quirúrgica masculina (vasectomía)
Kirurška sterilizacija žene (podvezivanje jajovoda)	Esterilizatióm quirúrgica femenina (ligadura de trompas)
Kirurški šok	Choque quirúrgico
Kirurško odstranjenje aneurizme (aneurizmektomija)	Extirpación quirúrgica de un aneurisma (aneurismectomía)
Kirurško odstranjenje hemeroida (hemoroidektomija)	Extirpación quirúrgica de las hemorroides (hemorroidectomía)
Kirurško odstranjenje kamenca (litotomija)	Extracción quirúrgica de los cálculos (litotomía)
Kirurško odstranjenje maternice (histerektomija)	Extracción quirúrgica del útero (histerectomía)
Kirurško odstranjenje mioma u maternici (miomektomija)	Extirpación quirúrgica de los fibromas uterinos (miomectomía)
Kirurško odstranjenje prostate (prostatektomija)	Extirpación quirúrgica de la próstata (prostatectomía)
Kirurško odstranjenje slijepog crijeva (apendektomija)	Extirpación quirúrgica del apéndice cecal (apendicectomía)
Kirurško odstranjenje testisa (orhidektomija)	Extirpación quirúrgica del testículo (orquidectomía)
Kirurško odstranjenje žučnog mjehura (kolecistektomija)	Extracción quirúrgica de la vesícula biliar (colecistectomía)
Kirurško otvaranje dišnog puta (traheotomija)	Incisión quirúrgica en la tráquea (traqueotomía)
Kirurško proširenje porođajnog kanala (epiziotomija)	Episiotomía
Klamidijska infekcija	Infección por clamidia
Klaustrofobija (strah od zatvorenog prostora)	Claustrofobia (miedo a los espacios cerrados)
Kleptomanija	Cleptomanía
Klice	Gérmenes
Klijetka	Ventrículo
Klizma (klistir)	Enema (clisma)
Ključna kost (klavikula)	Clavícula
Kloazma (melazma)	Melasma (cloasma)
Klor	Cloro
Kloramfenikol	Cloranfenicol

Koarktacija aorte	Coartación de la aorta
Kobalt	Cobalto
Kočenje šije (ukočeni vrat)	Rigidez de nuca (cuello rígido)
Kodein	Codeína
Kofein	Cafeína
Kokošja prsa	Pectus carinatum
Kokošje sljepilo (hemeralopija)	Falta de visión en luz brillante (hemeralopia)
Kola hitne pomoći	Ambulancia
Kolagen	Colágeno
Kolangiografija	Colangiografía
Kolaps	Colapso
Kolesterol	Colesterol
Kolica	Camilla
Kolika	Cólico
Koljeno	Rodilla
Kolonoskopija	Colonoscopia
Kolposkopija	Colposcopia
Koma	Coma
Komad	Pieza
Kominutivni prijelom kosti	Fractura cominuta
Kompjuterizirana tomografija (CT)	Tomografía computada
Kompletna krvna slika	Hemograma (conteo sanguíneo completo)
Kompresija mozga	Compresión cerebral
Kompresija živca (uklješten živac)	Compresión del nérvio
Konizacija	Conización
Kontaktne leće	Lentes de contacto (lentillas, pupilentes)
Kontaktni gel za elektrode	Gel conductor
Kontracepcijska pilula	Píldora anticonceptiva
Kontracepcijska pjena	Espuma anticonceptiva
Kontracepcijska spužva	Esponja anticonceptiva
Kontraceptiv	Anticonceptivo
Kontraktura	Contractura
Kontraktura mišića	Contractura muscular
Kontrast	Medio de contraste
Konvulzije	Convulsiones
Koprivnjača (urtikarija)	Urticaria
Kordocenteza	Cordocentesis
Korijen zuba	Raíz del diente
Koriokarcinom	Coriocarcinoma
Korion	Corion
Korion-gonadotropin	Gonadotropina coriónica
Korionske resice	Vellosidades coriónicas
Koronarna arterija	Arteria coronaria
Koronarna bolest (koronaropatija)	Enfermedad coronaria
Koronarografija	Coronariografía
Kortikosteroid	Corticosteroide
Kortikosteron	Corticosterona
Kortikotropin	Hormona adrenocorticotropa (corticotropina, corticotrofina)
Kortizol	Cortisol (hidrocortisona)
Kortizon	Cortisona
Kosa	Cabello
Kosi položaj ploda	Feto posición transversal
Kost	Hueso
Kost kuka	Hueso coxal
Kost prsta (falanga)	Falange
Koštana srž	Médula ósea
Kostur	Esqueleto
Koža	Piel
Kožni alergološki test flasterom	Prueba de emplasto (prueba del parche)
Krajnik	Amígdala
Kralježak	Vértebra
Kralježnica	Columna vertebral
Kralježnična moždina	Médula espinal
Krasta	Costra
Kratkovidnost	Miopía
Krema	Crema
Krevet	Cama
Krioekstrakcija	Crío-extracción
Krivi vrat (tortikolis)	Tortícolis
Križa	Espalda baja
Križobolja (lumbosakralni sindrom)	Dolor de espalda baja (lumbalgia)
Kronična bol	Dolor crónico
Kronično zatajenje bubrega	Insuficiencia renal crónica
Krstačni kralježak (sakralni kralježak)	Vértebra sacra
Kruljenje u želucu	Sonidos de tripas (borborigmo)
Kruna zuba	Corona del diente
Kružni mišić (sfinkter)	Esfínter
Krv	Sangre
Krv u likvoru	Sangre en el líquido cefalorraquídeo
Krv u stolici (hematohezija)	Sangre en las heces (hematochezia)
Krv u urinu (hematurija)	Sangre en la orina (hematuria)
Krvarenje (hemoragija)	Desangramiento (hemorragia)
Krvarenje iz analnog otvora	Pérdida de sangre a través del ano (rectorragia)
Krvarenje iz maternice (metroragija)	Pérdida de sangre uterina (metrorragia)

Krvarenje iz nosa (epistaksa)	Pérdida de sangre por la nariz (epistaxis)
Krvarenje u jajovod (hematosalpinks)	Colección de sangre en la trompa de Falopio (hematosalpinx)
Krvavi iskašljaj (hemoptiza)	Sangre en el esputo (hemoptisis)
Krvna grupa	Grupo sanguíneo
Krvna grupa 0	Grupo sanguíneo 0
Krvna grupa A	Grupo sanguíneoA
Krvna grupa AB	Grupo sanguíneo AB
Krvna grupa B	Grupo sanguíneo B
Krvna žila	Vaso sanguíneo
Krvni ugrušak (tromb)	Coágulo sanguíneo (trombo)
Kućni test za trudnoću	Prueba de embarazo
Kuk (zglob kuka)	Articulación de la cadera
Kupaonica	Cuarto de baño
Kupati	Darse un baño
Kutija prve pomoći	Botiquín de primeros auxilios
Kutnjak (molar)	Molar
Kvržica	Nudo
Labilno psihičko raspoloženje (baby blues)	Baby blues (leve depresión post parto)
Laboratorij	Laboratorio
Laboratorijske pretrage	Pruebas de laboratorio
Lakat	Codo
Lakatni zglob	Articulación del codo
Laksativ	Laxante
Laparoskopija	Laparoscopia
Laparoskopska operacija	Cirugía laparoscópica
Laringealna maska	Máscara laríngea
Laringoskop	Laringoscopio
Laringoskopija	Laringoscopia
Laringospazam	Laringoespasmo
Lavor	Palangana (ajofaina)
Lažni trudovi	Contracción de Braxton Hicks
Leća	Cristalino
Led	Hielo
Leđa	Espalda
Leđni kralježak (grudni ili torakalni kralježak)	Vértebra torácica
Leš	Cadáver
Leukocit	Leucocito
Lice	Cara (faz)
Ligament	Ligamento
Liječenje (terapija)	Tratamiento (terapia)
Liječnička ambulanta	Consultorio de médico
Liječnik	Médico
Liječnik opće prakse	Médico de cabecera
Lijek	Medicamento (fármaco)
Lijek protiv mučnine i povraćanja	Antiemético
Lijek za sprečavanje trudova (tokolitik)	Fármaco utilizado para suprimir el trabajo de parto prematuro (tocolítico)
Lijevo	Izquierda
Limfa	Linfa
Limfedem (zastoj limfe)	Linfedema
Limfna žila	Vaso linfático
Limfna žlijezda	Ganglio linfático
Limfocit	Linfocito
Limfocitni koriomeningitis	Coriomeningitis linfocítica
Limfografija	Linfografía
List	Pantorrilla
Litopedion (okamenjeno dijete)	Litopedion
Litra	Litro
Ljekarna	Farmacia
Ljekarnik	Farmacéutico
Ljekoviti napitak	Poción
Ljuštenje kože (deskvamacija)	Desquamación
Lobster Claw stopalo	Ectrodactilia en pie
Lohija (iscjedak u babinjama)	Loquios
Loj	Sebo cutáneo
Lokalna anestezija	Anestesia local
Lordoza	Lordosis
Losion	Loción
Lubanja	Calavera (cráneo)
Lubrikant	Lubricante
Lumbalna mijelografija	Mielografía lumbar
Lumbalna punkcija	Punción lumbar
Lupanje srca (palpitacije)	Palpitación
Luteinizirajući hormon	Hormona luteinizante (lutropina)
Madež (nevus)	Nevus (nevo)
Madrac	Colchón
Magnetoencefalografija (MEG)	Magnetoencefalografía
Magnetska rezonancija (MR)	Imagen por resonancia magnética (IRM)
Magnezij	Magnesio
Majka	Madre
Malapsorpcija	Malabsorción
Mali mozak	Cerebelo
Mali prst	Dedo meñique
Mamografija	Mamografía

Mangan	Manganeso
Manija	Manía
Manjak estrogena	Deficiencia de estrógenos
Manjak faktora koagulacije	Deficiencia de factor de coagulación
Manjak sperme (oligospermija)	Bajo volumen de semen (oligospermia)
Manjak vitamina	Carencia de vitamina
Manjak vitamina A	Carencia de vitamina A
Manjak vitamina B1	Carencia de vitamina B1
Manjak vitamina B12	Carencia de vitamina B12
Manjak vitamina B2	Carencia de vitamina B2
Manjak vitamina B3	Carencia de vitamina B3
Manjak vitamina C	Carencia de vitamina C
Manjak vitamina D	Carencia de vitamina D
Manjak vitamina K	Carencia de vitamina K
Manometrija jednjaka	Manometría esofágica
Manšeta tlakomjera	Manguito de presión arterial
Maska za kisik	Máscara de oxígeno
Maska za oživljavanje	Máscara de reanimación
Masna embolija	Embolismo graso
Masno tkivo	Tejido graso (tejido adiposo)
Mast	Grasa
Mastopatija	Mastopatía
Maternica (uterus)	Matriz (útero, seno materno)
Međica (perineum)	Periné (perineo)
Medicinska pretraga	Exámen médico
Medicinska sestra	Enfermera
Medicinski centar	Centro médico
Medicinski kanabis	Cannabis medicinal
Medicinski potpomognuta oplodnja	Reproducción asistida
Medijastinoskopija	Mediastinoscopia
Međukralježnični disk	Disco intervertebral
Međumozak	Diencéfalo
Međustanična tekućina	Líquido intersticial (líquido tisular)
Megakolon	Megacolon
Mehaničke ozljede	Lesiones mecánicas
Meka moždana ovojnica	Piamadre
Meko nepce	Úvula
Mekonij	Meconio
Mekonijalni aspiracijski sindrom	Síndrome de aspiración de meconio
Mekonijalni ileus	Enfermedad de Hirschsprung (megacolon agangliónico)
Mekonijalni peritonitis	Peritonitis meconial
Melanin	Melanina
Melanotropin	Melanotropina
Melatonin	Melatonina
Meningoencefalokela	Meningoencefalocele
Meningokela	Meningocele
Meningomijelokela	Mielomeningocele
Menopauza (klimakterij)	Menopausia
Menstruacija	Menstruación (período)
Menstruacijski ciklus	Ciclo menstrual
Menstrualne smetnje	Trastorno menstrual
Mentalna retardacija	Retraso mental
Metabolička acidoza	Acidosis metabólica
Metadon	Metadona
Meteoropatija	Meteoropatía
Mifepriston	Mifepristona
Migrena	Migraña (jaqueca)
Mijelografija	Mielografía
Mikrobiološki pregled (kultura)	Cultivo
Mikrobiološki pregled brisa grla	Exudado faríngeo
Mikrobiološki pregled brisa rodnice	Cultivo vaginal
Mikrobiološki pregled ispljuvka	Cultivo de esputo
Mikrobiološki pregled krvi (hemokultura)	Hemocultivo
Mikrobiološki pregled likvora	Cultivo de líquido cefalorraquídeo
Mikrobiološki pregled mokraće (urinokultura)	Urocultivo
Mikrocefalija (sitnoglavost)	Microcefalia
Mikrogram	Microgramo
Miligram	Miligramo
Milijarda	Mil millones (miliarda)
Milije (dječje akne)	Milium (milia)
Milijun	Millón
Mililitar	Mililitro
Mineral	Mineral
Mineralkortikoid (Na-hormon)	Mineralocorticoide

Mineralno ulje	Aceite mineral
Minuta	Minuto
Miom	Mioma
Miorelaksator	Relajante muscular (miorrelajante)
Mirovanje u krevetu	Guardar cama
Mišić	Músculo
Mišićna fascija	Fascia profunda
Mišićna hipotonija	Hipotonía muscular
Mišićni grč (spazam)	Espasmo muscular (calambre)
Mitralni zalistak (bikuspidalni zalistak)	Válvula bicúspide (válvula mitral)
Mjerenje krvnog pritiska	Monitorización de la presión arterial
Mjerenje pulsa	Comprobación del pulso
Mjesec	Mes
Mjesečarenje (somnambulizam)	Sonambulismo (noctambulismo)
Mliječni vod	Conducto mamario (conducto galactóforo)
Mliječni zub	Diente de leche
Mlohavi mišić	Músculo flácido
Modrica (ekhimoza)	Moretón (equimosis)
Mokraća (urin)	Orina
Mokraćevina (urea, ureja)	Urea
Mokraćni mjehur	Vejiga urinaria
Mokraćovod (ureter)	Uréter
Mokrenje (uriniranje)	Micción
Molibden	Molibdeno
Monitor za praćenje vitalnih znakova	Monitor de signos vitales
Monocit	Monocito
Morfin	Morfina
Morska bolest	Mal de mar
Morula	Mórula
Mozak	Cerebro
Moždana klijetka	Ventrículo cerebral
Moždana kora	Corteza cerebral
Moždana ovojnica	Meninge
Moždana srž	Médula cerebral
Moždana tekućina (likvor)	Líquido cefalorraquídeo (líquido cerebrospinal)
Moždani udar	Derrame cerebral (accidente cerebrovascular)
Moždani živac	Nervio craneal
Moždano krvarenje (apopleksija)	Apoplejía (golpe apoplético)
Moždano stablo	Tronco del encéfalo
Mrežnica (retina)	Retina
MRSA	SARM
Mršavljenje	Pérdida de peso
Mrtvačnica	Depósito de cadáveres (morgue)
Mrtvorođenče	Nacido muerto
Mučnina	Náusea
Mukocela	Mucocele
Mukolitik	Mucolítico
Mutni urin	Orina turbia
Na tašte	En ayunas
Na usta	Por vía oral
Na večer	Por la noche
Nadbubrežna žlijezda	Glándula suprarrenal
Nadlaktica	Parte superior del brazo
Nadutost i vjetrovi	Hinchazón y gases (flatulencia, ventosidad)
Nagluhost	Corto de oído (parcialmente sordo)
Nagnječenje (zgnječenje, kontuzija)	Contusión
Nagnječenje mozga	Contusión cerebral
Nakon jela	Después de una comida
Nakovanj	Yunque
Naočale	Gafas
Napad	Ataque
Napadaj panike	Ataque de pánico
Napetost trbušne stijenke	Tensión de la pared abdominal
Narkolepsija	Narcolepsia (síndrome de Gelineau, epilepsia del sueño)
Nasilna smrt	Muerte violenta
Natkoljenica (bedro)	Muslo (región femoral)
Natrij	Sodio
Nedonošće	Recién nacido pre-término
Negativan Rh faktor	Factor Rh negativo
Nejednaka veličina zjenica (anizokorija)	Asimetría del tamaño de las pupilas (anisocoria)
Nekontrolirani pokreti očiju (opsoklonus)	Movimientos involuntarios y rápidos de los ojos (opsoclonus)
Nekroza	Necrosis
Nemir (anksioznost)	Ansiedad
Nemogućnost kretanja	Incapacidad de movimiento
Nemogućnost mokrenja	Incapacidad para orinar
Neonatologija	Neonatología
Nepce	Paladar
Neplodnost (sterilitet)	Infertilidad

Nepodnošenje glutena	Intolerancia al gluten
Nepodnošenje laktoze (netolerancija laktoze)	Intolerancia a la lactosa
Nerazvijenost organa (aplazija organa)	Desarrollo detenido de un órgano (aplasia de un órgano)
Nesanica	Insomnio
Nespušteni testis	Descenso incompleto de testículo
Nesreća	Accidente
Nesreća na radu	Accidente laboral
Nesreća u kući	Accidente doméstico
Nesteroidni antireumatik	Antiinflamatorio no esteroideo
Nesvjestica	Inconsciencia
Neuhranjenost	Desnutrición
Neumjerena glad	Aumento anormal de la necesidad de comer (polifagia)
Neuralgija	Neuralgia
Neurastenija	Neurastenia
Neurogeni šok	Choque neurogénico
Neuroza	Neurosis
Nikotinska guma za žvakanje	Goma de mascar de nicotina
Nikotinski flaster	Parche de nicotina
Nistagmus	Nistagmo
Nistatin	Nistatina
Nizak krvni tlak (hipotenzija)	Presión sanguínea baja (hipotensión)
Njega	Asistencia (cuidado)
Noć	Noche
Noćna desaturacija	Apnea del sueño
Noćna posuda	Orinal
Noćni grčevi u nogama	Calambres nocturnos en las piernas
Noćni ormarić	Mesilla de noche
Noćno mokrenje (nokturija)	Emisión excesiva de orina durante la noche (nicturia)
Noćno sljepilo	Ceguera nocturna (nictalopia)
Noćno znojenje	Sudor nocturno
Noga	Miembro inferior
Nokat	Uña
Noradrenalin	Noradrenalina
Nos	Nariz
Nosila	Camilla enrollable
Nosna kanila	Cánula nasal
Nosna kost	Hueso proprio de la nariz (hueso nasal)
Nosnica	Narina
Novorođenačka žutica	Ictericia del recién nacido
Novorođenačke kolike	Cólico del recién nacido

Novorođenče	Neonato (recién nacido)
Nožni prst	Dedo del pie
Nuhalna translucencija	Traslucencia nucal
Nula	Cero
Nuspojave lijeka	Reacción adversa a medicamento
Nutritiv	Nutrimento (nutriente)
Nužnik	Servicio
Obaviti nuždu	Ir al servicio
Obdukcija	Autopsia
Oblog	Compresa
Obraz	Mejilla (carrillo)
Obrezivanje	Circuncisión
Obrva	Ceja
Očna jabučica	Globo ocular
Očna šupljina	Órbita
Očnjak (kanin)	Canino (diente colmillo)
Odjel	Sala (pabellón)
Odvajanje mrežnice (ablacija retine)	Desprendimiento de retina
Oftalmoskopija	Oftalmoscopia
Ograničena pokretljivost zgloba	Rango de movimiento articular limitado
Ogrebotina	Rasguño
Ojedina (abrazija)	Abrasión (escoriación)
Oko	Ojo
Oksikodon	Oxicodona
Oksitocin	Oxitocina
Okusni pupoljak	Papila gustativa
Omega-3 masne kiseline	Ácido graso omega 3
Opća anestezija	Anestesia general
Opeklina	Quemadura
Opeklina od strujnog udara	Quemadura eléctrica
Operacija	Operación quirúrgica
Operacijska sala	Quirófano
Opijat (opioid)	Opioide
Oplodnja in vitro	Fecundación in vitro
Oporavak	Recuperación
Oralni test tolerancije na glukozu (OGTT)	Test de tolerancia oral a la glucosa
Organ	Órgano
Orijentacija	Orientación
Ormar	Armario
Orofaringealna kanila	Cánula orofaríngea (tubo de Mayo, cánula de Guédel)
Ortopedija	Ortopedia
Osam	Ocho
Osamdeset	Ochenta
Osamnaest	Dieciocho
Osamnaesti	Decimoctavo
Osamnaesti tjedan	Decimoctava semana
Osamsto	Ochocientos

Osip Sarpullido (erupción, eccema)
Ošit (dijafragma) Diafragma
Osjećaj straha Sensación de miedo
Osjetljivost na bol (algezija) Sensibilidad al dolor (algesia)
Osmi Octavo
Osmi mjesec Octavo mes
Osmi tjedan Octava semana
Ospice (morbili) Sarampión
Osrčje (perikard) Pericardio
Ostatni dušik u krvi (urea nitrogen test) Nitrógeno ureico en sangre (BUN)
Ostatni urin (rezidualni urin) Volumen residual de orina
Oštećenje perifernog živca Lesión de nervio periférico
Oštećenje živca (lezija živca) Lesión de nervio
Osteoartropatija hipertrofika Pierre Marie Osteoartropatía hipertrófica (enfermedad de Bamberger-Marie)
Osteoporoza Osteoporosis
Oštra bol Dolor afilado
Otac Padre
Oteklina Hinchazón
Otežan govor (disfazija) Trastorno del lenguaje (disfasia)
Otežano disanje Dificultad de respiración
Otežano gutanje (disfagija) Dificultad para tragar (disfagia)
Otežano pražnjenje crijeva (otežana defekacija) Dificultad para la defecación (tenesmo rectal)
Otežano usporeno mokrenje (dizurija) Dificultad al orinar (disuria)
Otopina Soluto
Otoskopija Otoscopía
Otpad (otpadni proizvod) Materia de desperdicio
Otrov Veneno
Otvaranje ušća maternice Dilatación del cuello uterino
Otvoreni ductus arteriosus (Ductus arteriosus persistens) Ductus arterioso persistente (conducto arterioso persistente)
Otvoreni prijelom kosti Fractura abierta
Otvoriti Abrir
Ovapnjenje (kalcifikacija) Calcificación
Ovisnost Adicción (dependencia)
Ovisnost o drogama Adicción a las drogas (drogodependencia)
Ovisnost o seksu Adicción sexual
Ovogeneza (oogeneza) Ovogénesis
Ovulacija Ovulación
Ozdraviti Reponerse (recuperarse)
Ozeblina Congelamiento
Ožiljak Cicatriz
Oživljavanje (reanimacija) Reanimación
Ozljeda Herida
Ozljede glave i mozga Lesiones de la cabeza y del cerebro
Pad Caída
Pad krvnog tlaka Caída de la presión arterial
Palac Dedo pulgar (pólice)
Palčana kost Radio
Pandemija Pandemia
Papa-test (Papanicolaouova klasifikacija) Prueba de Papanicolau
Paracetamol Paracetamol
Parafin Parafina
Paraliza (oduzetost, kljenut) Parálisis
Paranoja Paranoia
Parasimpatikus Sistema nervioso parasimpático
Paratireoidni hormon Parathormona (hormona paratiroidea, paratirina)
Parazitarna bolest (parazitoza) Enfermedad parasitaria (parasitosis)
Parcijalno tromboplastinsko vrijeme (PTT) Tiempo de tromboplastina parcial activado
Pareza Paresis
Parodontoza Periodontitis (piorrea)
Pasjemenik Epidídimo
Pasta Pasta
Pasta za zube Pasta de dientes (dentífrico)
Patelarni refleks Reflejo patelar
Patologija Patología
Patološki porod Parto patológico
Patuljasti rast (nanizam) Enanismo
Paučinasta ovojnica (arachnoidea) Aracnoides
Pazuh (aksila) Sobaco (axila)
Pećenje (žarenje) Sensación de ardor
Pećenje za vrijeme mokrenja Ardor al orinar
Pedeset Cincuenta
Pedijatrija Pediatría
Pelena Pañal
Pelvimetrija Pelvimetría
Penicilin Penicilina
Penis Pene (falo)
Perimetrija Campimetría (perimetría)

Periodično disanje (Cheyne-Stokesovo disanje)	Respiración periódica (respiración de Cheynes-Stokes)
Perkutana transtorakalna punkcija pluća	Punción transtorácica aspirativa con aguja ultrafina
Perniciozna anemija	Anemia perniciosa
Perut	Caspa
Pest (metakarpus)	Metacarpo
Pet	Cinco
Peta	Talón (calcañar)
Petehije	Petequia
Peti	Quinto
Peti mjesec	Quinto mes
Peti tjedan	Quinta semana
Petna kost (kalkaneus)	Calcáneo
Petnaest	Quince
Petnaesti	Decimoquinto
Petnaesti tjedan	Decimoquinta semana
Petno stopalo	Pie calcáneo
Petsto	Quinientos
Piđama	Pijama (piyama)
Pijelografija (urografija)	Urografía
Pijelonefritis (infekcija bubrega)	Pielonefritis (infección urinaria alta)
Pilula za "dan poslije" (postkoitalna kontracepcija, hitna kontracepcija)	Anticonceptivo de emergenci (a (contracepción poscoital)
Pinceta	Pinzas
Pinealna žlijezda (epifiza)	Glándula pineal (epífisis)
Pjena	Espuma
Pjenušavi ispljuvak	Esputo espumoso
Placenta previja	Placenta previa
Plagiocefalija	Plagiocefalia
Plahta	Sábana
Plastična operacija dojke (mastoplastika)	Cirugía estética de los senos (mamoplastia)
Plastična operacija trbuha (abdominoplastika)	Cirugía estética del abdomen (abdominoplastia)
Plazma	Plasma sanguíneo
Pletizmografija	Pletismografía
Pleura	Pleura
Plik	Ampolla
Plin	Gas
Pljunuti	Escupir
Plodna voda (amnijska tekućina)	Líquido amniótico
Pluća	Pulmones
Plućna arterija	Arteria pulmonar (tronco pulmonar, tronco de las pulmonares)
Plućna embolija	Embolia pulmonar
Plućna hipertenzija	Hipertensión arterial pulmonar
Plućni edem	Edema pulmonar
Plućno krilo	Pulmón
Plućno srce	Enfermedad cardíaca pulmonar (cor pulmonale)
Pneumoencefalografija	Neumoencefalografía
Pneumotoraks	Neumotórax
Pod jezik	Vía sublingual
Podlaktica	Antebrazo
Podražaj na povraćanje	Ganas de vomitar
Podrigivanje	Eructo
Pojačan osjećaj žeđi (polidipsija)	Aumento anormal de la sed (polidipsia)
Pojačana dlakavost	Exceso de cabello (hipertricosis)
Pojačano lučenje sline (hipersalivacija)	Excesiva producción de saliva (hipersalivación)
Pojačano opadanje kose	Aumento de la cáida del cabello
Pokrivač	Cubrecama (colcha, manta)
Pokvareni zub	Diente podrido
Polidaktilija	Polidactilia
Polip	Pólipo
Polip maternice	Pólipo endometrial
Polip na debelom crijevu	Pólipo de colon
Polip na grliću maternice	Pólipo cervical
Poliranje zuba	Pulidor de los dientes
Polisomnografija (viseparametarski test u pracenju procesa sna)	Polisomnografía
Poluintenzivna njega	Cuidados semi-intensivos
Polumjesečasti aortni zalistak	Válvula sigmoidea aórtica
Pomada (mast)	Ungüento (pomada)
Poplava	Inundación
Poplućnica (visceralna pleura)	Pleura visceral
Pora	Poro
Porebrica (parijetalna pleura)	Pleura parietal
Poremećaj ishrane	Trastorno alimentario
Poremećaj koordinacije mišićnih pokreta (ataksija)	Descoordinación en el movimientos musculares (ataxia)

Poremećaj kretanja	Trastorno de movimiento
Poremećaj mokrenja	Trastorno de la micción
Poremećaj osobnosti	Trastorno de personalidad
Poremećaj ponašanja	Trastorno del comportamiento
Poremećaj ravnoteže	Trastorno del equilibrio
Poremećaj sluha	Trastorno de la audición
Poremećaj spavanja	Trastorno del sueño
Poremećaj spolne diferencijacije	Trastorno de la diferenciación sexual
Poremećaj učenja	Dificultad del aprendizaje
Poremećaj vida	Trastorno de la visión
Porfirija	Porfiria
Porod	Parto
Porod u vodi	Parto en agua
Porodni kanal	Canal del parto
Porodničar (opstetičar)	Tocólogo (obstetra)
Porodništvo	Obstetricia
Porodno doba	Etapas del parto
Portalna vena	Vena porta
Posjeta	Visita
Posjetitelj	Visitante
Poslijepodne	Tarde
Poslijeročni porod	Parto postérmino
Pospanost (somnolencija)	Somnolencia
Posteljica (placenta)	Placenta
Postporođajna depresija	Depresión postparto (depresión postnatal)
Posttraumatski stresni poremećaj (PTSP)	Trastorno por estrés postraumático
Posttrombotički sindrom	Síndrome postrombótico
Posturalna križobolja	Dolor de espalda postural
Posturalni edem (statički edem)	Edema postural
Pothlađenost (hipotermija)	Hipotermia
Potkoljenica	Pierna
Potrbušnica (peritoneum)	Peritoneo
Potres mozga	Conmoción cerebral
Povećan razmak izmedu dva organa ili dijela tijela (hipertelorizam)	Aumento de la separación de los organos (hipertelorismo)
Povećanje jetre (hepatomegalija)	Aumento del tamaño del hígado (hepatomegalia)
Povećanje limfnih čvorova (limfadenopatija)	Aumento de volumen de los ganglios linfáticos (linfadenopatía)
Povišen inzulin u krvi (hiperinzulinizam)	Hiperinsulinismo
Povišena tjelesna temperatura	Aumento en la temperatura corporal
Povišeni kolesterol u krvi (hiper-kolesterolemija)	Colesterol elevado de la sangre (hipercolesterolemia)
Povišeni šećer u krvi (hiperglikemija)	Cantidad excesiva de glucosa en la sangre (hiperglucemia, hiperglicemia)
Povraćanje	Vómito (emesis)
Povraćanje bez mučnine (povraćanje u luku, cerebralno povraćanje)	Vómito sin náusea (vómito cerebral)
Povraćanje krvi (hematemeza)	Vómito de sangre (hematemesis)
Povratna groznica	Fiebre reincidente
Površinsko plitko disanje	Respiración superficial
Požar	Incendio (fuego)
Pozitivan Rh faktor	Factor Rh positivo
Pozitronska emisijska tomografija (PET)	Tomografía por emisión de positrones
Poziv u pomoć	Llamada de socorro
Prašak (puder)	Polvo
Pražnjenje stolice (defekacija)	Defecación
Predmenstruacijski sindrom (PMS)	Síndrome premenstrual
Predoziranje	Sobredosis
Predoziranje drogom	Sobredosis por droga
Predoziranje lijekom	Sobredosis de medicamentos
Predsimptom bolesti prije nego se bolest razvije	Síndrome prodrómico
Predvorje (vestibulum)	Vestíbulo
Pregled dojke	Exploración física de mama
Pregled kucanjem (perkusija)	Percusión
Pregled likvora	Análisis del líquido cefalorraquídeo
Pregled očnog fundusa	Exámen dilatado de fundus
Pregled pipanjem (palpacija)	Palpación
Prehlada (hunjavica)	Resfriado común (resfrío)
Prekid trudnoće (abortus)	Aborto inducido

Prekomjerno jedenje (hiperfagija)	Ingestas descontroladas de alimentos (hiperfagia)	**Profesionalno oboljenje**	Enfermedad profesional
Prekomjerno znojenje (hiperhidroza)	Excesiva producción de sudor (hiperhidrosis)	**Progesteron**	Progesterona
Premosnica	By-pass	**Progesteron placente**	Progesterona de placenta
Prenatalna dijagnostika	Diagnóstico prenatal	**Proglašenje vremena smrti**	Determinación del tiempo de muerte
Preosjetljivost na podražaj (hiperestezija)	Sensación exagerada de los estímulos táctiles (hiperestesia)	**Prolaktin**	Prolactina
Prepona	Ingle	**Prolaps maternice (spuštena maternica)**	Prolapso del útero
Prepucij	Prepucio	**Proljev (dijarea)**	Diarrea
Prerano splono fizičko sazrijevanje istog spola	Desarrollo sexual prematuro del mismo sexo	**Prometna nesreća**	Accidente de tráfico
Prerano spolno fizičko sazrijevanje suprotnog spola	Desarrollo sexual prematuro del sexo opuesto	**Promjene apetita**	Cambios en el apetito
Presađivanje (transplantacija)	Trasplante	**Promjene boje kože**	Cambios en el color de la piel
Presjeći	Cortar	**Promjene glasa**	Cambios en la voz
Prestanak lučenja urina	Supresión de la secreción de orina	**Promjene na madežima**	Cambios en los lunares
Presvući se	Cambiarse	**Promjene na sluznici**	Cambios en la membrana mucosa
Pretkutnjak (premolar)	Premolar	**Promjene oblika kosti**	Cambios en la forma de los huesos
Preuranjeni pubertet	Pubertad precoz	**Promjene osjeta dodira**	Cambios en la sensibilidad táctil
Previjanje	Apósito	**Promjene osjeta mirisa**	Cambios en la sensibilidad olfatoria
Prezervativ (kondom)	Preservativo (condón, profiláctico)	**Promjene osjeta okusa**	Cambios en la sensación de sabores
Prijelom kosti (fraktura kosti)	Fractura de hueso	**Promjene osobnosti**	Cambios de personalidad
Prijelom kosti s pomakom	Fractura-dislocación	**Promjene raspoloženja**	Oscilaciones del humor
Prijemni ured	Mostrador de recepción	**Promjene stanja svijesti**	Cambios en la conciencia
Prijevremena ejakulacija	Eyaculación precoz	**Promuklost**	Ronquera
Prijevremeni porod	Parto pretérmino	**Proširene vene**	Varices
Prijevremeno prsnuće vodenjaka	Ruptura prematura de membrana	**Proširene vene na nogama**	Venas varicosas de las piernas
Primarna zdravstvena zaštita	Atención primaria de salud	**Proširene zjenice**	Pupilas dilatadas
Primatelj organa	Receptor de un órgano	**Prostata**	Próstata
Prirasla posteljica (placenta acrreta)	Placenta accreta	**Prostatični specifični antigen (PSA)**	Antígeno prostático específico
Prirodna smrt	Muerte natural	**Prostrijelna rana**	Herida de bala
Probadajuća bol	Dolor tipo punzada	**Protrombinski indeks**	Tiempo de protrombina
Probava	Digestión	**Protuotrov**	Antitoxina
Probavne smetnje	Indigestión	**Protuupalno**	Antiinflamatorio (antiflogístico)
Pročišćavanje	Purificación	**Prozor**	Ventana
Produktivni kašalj	Tos productiva	**Prsna kost (sternum)**	Esternón
Produljeni porod	Parto prolongado	**Prsnuće (puknuće, razdor, ruptura)**	Ruptura (rotura)
Produžena moždina	Bulbo raquídeo (médula oblongada, miencéfalo)	**Prsnuće aneurizme**	Ruptura del aneurisma
		Prsnuće vodenjaka	Ruptura de membrana
		Prstenjak	Dedo anular

Prva mjesečnica (menarha)	Primera menstruación (menarquia)
Prva pomoć	Primeros auxilios
Prvi	Primero
Prvi mjesec	Primer mes
Prvi tjedan	Primera semana
Prvi trimestar	Primer trimestre
Prvorotkinja	Primigesta
Pseudoepiteliematozna hiperplazija	Hiperplasia pseudoepiteliomatosa
Psihičke promjene	Cambios psíquicos
Psihijatrija	Psiquiatría
Psihofizička usporenost	Respuestas psicofisiológicas lentas
Psiholog	Psicólogo
Psihoneuroza	Psiconeurosis
Psihopatija	Psicopatía
Psihostimulans	Psicoestimulante
Psihoza	Psicosis
Puerperalna groznica (babinja groznica)	Fiebre puerperal
Puerperalna psihoza	Psicosis postparto
Puerperalna sepsa	Sepsis puerperal
Puerperalni mastitis	Mastitis puerperal
Pulmonalna angiografija	Angiografía pulmonar
Pulsirajuća bol	Dolor pulsante
Pumpica za izdajanje	Sacaleches
Punkcijsko-aspiracijska biopsija	Punción aspiración con aguja fina
Pupak	Ombligo (pupo)
Pupčana kila (umbilikalna hernija)	Hernia umbilical
Pupkovina (pupčana vrpca)	Cordón umbilical
Purgativ	Purgante (purgativo)
Purpura	Púrpura
Puštanje vjetra (flatulencija, plinovi)	Tener gases (flatulencia)
Pužnica	Cóclea (caracol)
Rađaona	Sala de partos
Radioizotopna dijagnostika	Medicina nuclear
Radiologija	Radiología
Radioulnarna sinostoza	Sinostosis radiocubital
Radni terapeut	Terapeuta ocupacional
Rame	Hombro
Rameni zglob	Articulación del hombro
Rana	Herida
Raonik (vomer)	Vómer
Rascjep usne i nepca	Labio leporino (fisura labial)
Razderotina	Laceración
Razdražljivost	Exasperación
Razrokost (strabizam)	Estrabismo
Razvoj fetusa	Desarrollo fetal
Razvojne anomalije	Anomalías del desarrollo
Rebro	Costilla
Recept	Receta
Rehabilitacija	Rehabilitación
Rektalni pregled	Tacto rectal
Rektalno	Rectal
Rektoskopija	Rectoscopia
Rendgen	Radiografía
Rendgensko snimanje debelog crijeva i rektuma s kontrastom barija	Enema de bario con doble contraste
Rendgensko snimanje kostiju	Radiografía de hueso (radiografía ósea)
Rendgensko snimanje kralježnice	Radiografía de la columna vertebral (radiografía vertebral)
Rendgensko snimanje lubanje	Craneografía
Rendgensko snimanje maternice i jajovoda	Histerosalpingografía
Rendgensko snimanje srca i pluća	Radiografía de tórax
Rendgensko snimanje zdjelice i porođajnog kanala	Pelvigrafía
Rendgensko snimanje želuca i dvanaesnika barijevom kašom	Radiografía de esófago, estómago y duodeno tomada con comida baritada
Rendgensko snimanje zgloba	Artrografía
Rendgensko snimanje zuba	Radiografía dental
Rendgensko snimanje žučnog mjehura s kontrastom (peroralna kolecistografija)	Colecistografía oral
Respiratorna alkaloza	Alcalosis respiratoria
Retencija testisa (kriptorhizam)	Criptorquidismo
Retrogradna pijelografija	Pielografía retrógrada
Retrovertirani uterus	Retroversión del útero
Rezna rana (posjekotina)	Herida por corte

Rh-inkompatibilnost (hemolitička bolest novorođenćeta)	Enfermedad hemolítica del recién nacido (incompatibilidad Rh)
Ribonukleinska kiselina	Ácido ribonucleico (ARN)
Ricinusovo ulje	Aceite de ricino
Ročni porod	Parto a término
Rodilište	Hospital de maternidad
Roditelj	Padre (primario)
Rodnica	Vagina
Rose Waaler test	Test de Waaler-Rose
Rozeola infantum (egzantema subitum, šesta bolest)	Roséola (exantema súbito)
Rožnica	Córnea
Rubeola (crljenac)	Rubéola
Ručak	Almuerzo
Ručni defibrilator	Desfibrilador manual
Ručni prst	Dedo de la mano
Ručni zglob	Muñeca
Ruka	Brazo
Salicilat	Salicilato
Samoozljeđivanje	Autolesión (automutilación)
Samoubojstvo	Suicidio
Sapun	Jabón
Sat	Hora
Schlemmov kanal	Canal de Schlemm
Scintigrafija bubrega	Gammagrafía renal
Scintigrafija jetre i žučnih vodova radioaktivnim izotopima	Gammagrafía hepatobiliar con tecnecio 99m
Scintigrafija kostiju	Gammagrafía ósea
Scintigrafija pluća	Gammagrafía pulmonar
Scintigrafija slezene radioaktivnim izotopima	Gammagrafía de bazo con tecnecio 99m
Scintigrafija štitnjače	Gammagrafía tiroidea
Sedam	Siete
Sedamdeset	Setenta
Sedamnaest	Diecisiete
Sedamnaesti	Decimoséptimo
Sedamnaesti tjedan	Decimoseptima semana
Sedamsto	Setecientos
Sedativ	Sedativo
Sedimentacija eritrocita	Velocidad de sedimentación globular
Sedmi	Séptimo
Sedmi mjesec	Séptimo mes
Sedmi tjedan	Séptima semana
Sekrecija iz nosa	Moco (mucus) nasal
Sekunda	Segundo
Sekundarna hipertenzija	Hipertensión secundaria
Semikoma	Semicoma
Sepsa	Sepsis
Septički šok	Choque séptico
Septikemija	Septicemia
Serklaž	Cerclaje
Serološke pretrage na antitijela	Pruebas de serología
Serum	Suero
SIDA (sindrom stečene imunodeficijencije, AIDS)	SIDA (síndrome de inmunodeficiencia adquirida)
Sifilis (lues)	Sífilis
Sigmoidni dio debelog crijeva	Colon sigmoide
Sigmoidoskopija	Sigmoidoscopia
Sijalografija	Sialografía
Silovanje	Violación
Simpatikus	Sistema nervioso simpático
Simptom	Síntoma
Sinapsa	Sinapsis
Sindrom ekonomske klase	Síndrome de la clase turista
Sindrom iznenadne smrti dojenčeta	Síndrome de muerte súbita del lactante (muerte en cuna)
Sindrom mačjeg krika	Síndrome del maullido del gato (síndrome de Lejeune)
Sindrom mlohavog djeteta	Síndrome de bebé flácido
Sindrom Morquio (mukopolisaharido-za tip IV)	Enfermedad de Morquio (mucopolisacaridosis tipo IV)
Sinkopa	Síncope
Sinovijalna opna	Membrana sinovial
Sinus	Seno
Sinusna glavobolja	Dolor de cabeza por sinusitis
Sirup	Jarabe
Sisanje	Succión
Sjedalica za evakuaciju	Silla de evacuación
Sjedna kost	Isquión
Sjedni mišić	Músculo glúteo
Sjekutić (inciziv)	Incisivo
Sjemena tekućina (sperma)	Semen (esperma)
Sjemena vrećica	Vesícula seminal
Sjemenovod	Conducto eyaculador
Skalpel	Escalpelo
Skočni zglob (gležanj)	Tobillo
Skolioza	Escoliosis
Skorbut	Escorbuto

Slabinski kralježak (lumbalni kralježak)	Vértebra lumbar
Slabokrvnost (anemija)	Anemia
Slabost	Debilidad
Slaboumnost	Imbecilidad
Slezena	Bazo
Slijepo crijevo (crvuljak)	Apéndice vermiforme (apéndice cecal, apéndice)
Slina (pljuvačka)	Saliva
Slinjenje	Sialorrea (ptialismo)
Sljepoća	Ceguera
Sljepoočnica	Sien
Slušni aparat	Audífono
Slušni kanal	Conducto auditivo externo
Sluz	Moco
Sluzava stolica	Moco en las heces
Sluzna vreća (bursa)	Bursa (bolsa sinovial)
Sluznica	Mucosa
Sluznica maternice (endometrij)	Mucosa interior del útero (endometrio)
Smanjeno izlučivanje urina (oligurija)	Disminución de producción de orina (oliguria)
Smeđi urin	Orina de color marrón
Smetenost	Confusión
Smrt	Muerte
Smrzotina	Sabañón
Snaga trudova	Intensidad de contracciones uterinas
Snižena temperatura tijela (hipotermija)	Temperatura corporal baja (hipotermia)
Sniženi imunitet	Inmunodeficiencia
Sok gušterače	Jugo pancreático
Sonda	Sonda
Sonda za hranjenje	Sonda de alimentación
Sopor	Sopor
Sor (oralna kandidijaza)	Candidiasis oral (muguet oral)
SOS poziv	Llamada de SOS
Spasilac	Salvador (rescatador)
Spavačica	Camisón
Spazmolitik	Espasmolítico
Specifična težina urina	Gravedad específica de la orina
Spermatokela (cista epididimisa	Espermatocele
Spermicid	Espermicida
Spermij	Espermatozoide
Spermij	Espermatozoide
Spermogram	Espermiograma
Spina bifida	Espina bífida
Spinalna angiografija	Angiografía espinal
Spinalni šok	Choque espinal
Spinalni živac	Nervio espinal
Spirometrija (mjerenje vitalnog kapaciteta)	Espirometría
Spoj (skretnica)	Shunt
Spolna žlijezda	Gónada
Spolno prenosiva bolest	Enfermedad de transmisión sexual
Spontani pobačaj	Aborto espontáneo
Sposobnost kretanja	Capacidad de movimiento
Sprej	Rociada
Spremište	Almacenaje
Spušteni kapak (blefaroptoza)	Despredimiento del párpado superior (blefaroptosis)
Spušteno stopalo (pes planus)	Pie plano (pes planus, arcos vencidos)
Spužva	Esponja
Srčana aritmija	Arrítmia cardíaca
Srčana bolest (kardiopatija)	Enfermedad del corazón (cardiopatía)
Srčana dekompenzacija	Descompensación cardíaca
Srčana klijetka	Ventrículo cardíaco
Srčana pretklijetka (atrij)	Aurícula cardíaca (atrio)
Srčani mišić (miokard)	Miocardio
Srčani zalistak	Válvula cardiaca (válvula de corazón)
Srce	Corazón
Središte zuba (pulpa)	Pulpa dentaria
Srednje uho	Oído medio
Srednji prst	Dedo corazón
Sredstvo protiv insekata	Repelente de insectos
Sredstvo protiv komaraca	Repelente de mosquitos
Sredstvo za iskašljavanje	Expectorante
Sredstvo za zaštitu od sunca	Protector solar
Stadij mirovanja bolesti (remisija)	Fase de remisión
Stalak za infuziju	Intravenoso poste
Stanica	Célula
Stav zatkom	Posición de nalgas
Stenoza aortnog ušća	Estenosis de la válvula aórtica
Stenoza mitralnog ušća	Estenosis mitral
Stenoza plućnog ušća (pulmonalna stenoza)	Estenosis de la válvula pulmonar
Stereotaktična biopsija	Biopsia estereotáctica

Sterilizacija	Esterilización
Sterilno	Estéril
Stetoskop	Estetoscopio
Stidna kost	Pubis
Stidnica	Vulva
Sto	Cien
Stol	Mesa (escritorio)
Stolić za serviranje hrane	Mesa para cama
Stolica (feces, izmet)	Excrementos (heces)
Stomatolog (zubar)	Dentista
Stopalo	Pie
Stremen	Estribo
Stres-inkontinencija urina	Incontinencia urinaria por estrés
Strujni udar	Choque eléctrico
Stupor	Estupor
Subokcipitalna mijelografija	Mielografía cervical suboccipital
Subokcipitalna punkcija	Punción suboccipital
Sudar	Colisión
Suha sluznica usta	Sequedad de la boca (xerostomía)
Suhe oči (kseroftalmija)	Sequedad de los ojos (xeroftalmia)
Suhi kašalj	Tos seca (tos perruna)
Sulfonamid	Sulfonamida
Sumpor	Azufre
Sunčanica	Insolación
Surogat majka (zamjenska majka)	Madre de alquiler
Sustav međunarodnih mjernih jedinica	Sistema Internacional de Unidades
Sutra	Día de mañana
Suza	Lágrima
Sužena zdjelica	Pelvis contraída
Sužene zjenice	Pupilas pequeñas
Suzenje očiju	Ojos llorosos
Suzna žlijezda	Glándula lagrimal
Suzno-nosni kanal	Conducto nasolagrimal
Svjetlo	Luz
Svrab (skabijes)	Arador de la sarna (escabiosis)
Svrbež	Prurito (picazón, comezón, rasquiña)
Šaka	Mano
Šarenica	Iris
Šećer u krvi	Concentración de glucosa en sangre
Šećer u urinu	Examen de glucosa en orina
Šećer u urinu (glikozurija)	Azúcar en orina (glucosuria)
Šepanje	Cojera
Šesnaest	Dieciséis
Šesnaesti	Decimosexto
Šesnaesti tjedan	Decimosexta semana
Šest	Seis
Šesti	Sexto
Šesti mjesec	Sexto mes
Šesti tjedan	Sexta semana
Šesto	Seiscientos
Šezdeset	Sesenta
Širenje zjenica potaknuto lijekovima	Dilatación pupilar inducida por fármacos
Široka plosnata tetiva (aponeuroza)	Aponeurosis
Šivanje rane	Suturar la herida
Šizofrenija	Esquizofrenia
Škare	Tijeras
Šlape	Pantuflas
Šmrcanje	Sorberse la nariz (moqueo)
Šok	Choque (shock)
Šprica	Jeringa
Štaka	Muleta
Štitnjača	Tiroides
Štucavica	Hipo
Šum na srcu	Soplo del corazón
Šumeće tablete	Solubilizantes (comprimidos dispersables en agua)
Taban	Planta del pie
Tableta za sisanje (pastila)	Pastilla
Tahikardija	Taquicardia
Talamus	Tálamo
Tampon	Tampón
Tanko crijevo	Intestino delgado
Tekući puder	Polvo liquido
Tekućina za čišćenje kontaktnih leća	Solución limpiadora de lentes de contacto
Tekućina za ispiranje usne šupljine	Enjuague bucal (colutorio)
Tenzijska glavobolja	Cefalea tensional
Teratogeni faktori rizika	Agentes teratogénicos
Termička rana	Herida térmica
Termičke ozljede	Lesiones térmicas
Termofor	Bolsa de agua caliente (guatero)
Test aglutinacije	Análisis de aglutinación
Test na hormone štitnjače u krvi	Concetración de hormonas tiroideas en sangre
Test na trudnoću	Pruebas de embarazo
Test opterećenja (ergometrija)	Ergometría
Test štitnjače na provodljivost radioaktivnog joda 131	Captación tiroidea de 131yodo
Testikularna disgeneza	Disgénesis testicular
Testosteron	Testosterona

Tetanus (zli grč)	Tétanos (tétano)
Tetiva	Tendón
Tetraciklin	Tetraciclina
Teturav nesiguran hod	Marcha arrastrando los pies
Težina ploda (porođajna težina)	Peso al nacer
Tijelo	Cuerpo
Tik	Tic
Timpanocenteza	Tímpanocentesis
Timpanometrija	Timpanometría
Tinktura	Tintura
Tireotoksikoza (tireotoksična oluja)	Tirotoxicosis
Tireotropin (TSH)	Tirotropina (TSH, hormona estimulante de la tiroides)
Tiroksin	Tiroxina (tetrayodotironina, T4)
Tiskati	Empujar
Tisuća	Mil
Tjedan	Semana
Tjelesna tekućina	Fluido corporal
Tjelesni napad	Asalto físico
Tjeme	Vértice craneal
Tjemena kost	Hueso parietal
Tjemenica (dojenačka seboreja)	Dermatitis seborreica infantil
Tkivo	Tejido
Tlakomjer	Tensiómetro (esfigmomanómetro)
Toksoplazmoza	Toxoplasmosis
Tomografija	Tomografía
Toničko-klonički napadaj	Crisis tónico-clónica
Tonik	Tónico
Tonometrija oka	Tonometría
Topli i vlažni dlanovi	Palmas de las manos calientes y mojadas
Toplomjer	Termómetro
Toplotni udar	Golpe de calor
Torakalna aorta	Aorta torácica
Torakoskopija	Toracoscopia
TORCH infekcije	Infecciones TORCH
Torzija testisa	Torsión testicular
Trajanje truda	Duración de las contracciones uterinas
Trajanje trudnoće	Duración del embarazo
Trakcija	Tracción
Tramal	Tramadol
Transaminaze u serumu	Aspartato aminotransferasa (AST, transaminasa glutámico-oxalacética GOT)
Transfuzija	Transfusión
Transplantacija bubrega	Transplante de riñón
Transuretralna resekcija prostate	Resección transuretral de la próstata
Trauma	Trauma
Traumatski šok	Choque traumático
Trbuh (abdomen)	Abdomen (panza)
Trbušna kolika (abdominalna kolika)	Cólico abdominal
Trbušna stijenka	Pared abdominal
Treći	Tercero
Treći mjesec	Tercer mes
Treći tjedan	Tercera semana
Treći trimestar	Tercer trimestre
Trendelenburgov položaj	Posición de Trendelenburg
Trening ravnoteže	Entrenamiento del equilibrio
Trepavica	Pestaña
Trgovina ljudima	Trata de personas
Tri	Tres
Trideset	Treinta
Trideset četvrti	Trigésimo cuarto
Trideset četvrti tjedan	Trigésimo cuarta semana
Trideset deveti	Trigésimo noveno
Trideset deveti tjedan	Trigésimo novena semana
Trideset drugi	Trigésimo segundo
Trideset drugi tjedan	Trigésimo segunda semana
Trideset osmi	Trigésimo octavo
Trideset osmi tjedan	Trigésimo octava semana
Trideset peti	Trigésimo quinto
Trideset peti tjedan	Trigésimo quinta semana
Trideset prvi	Trigésimo primero
Trideset prvi tjedan	Trigésimo primera semana
Trideset sedmi	Trigésimo séptimo
Trideset sedmi tjedan	Trigésimo séptima semana
Trideset šesti	Trigésimo sexto
Trideset šesti tjedan	Trigésimo sexta semana
Trideset treći	Trigésimo tercero
Trideset treći tjedan	Trigésimo tercera semana
Trideseti	Trigésimo
Trideseti tjedan	Trigésima semana
Trifascikularni blok	Bloqueo trifascicular
Triglicerid	Triglicérido
Trihomonazni vaginitis	Trichomonas vaginalis
Trijodtironin	Triiodotironina
Trimestar	Trimestre
Trinaest	Trece
Trinaesti	Decimotercero
Trinaesti tjedan	Decimotercera semana
Trisomija	Trisomía

Trisomija 13D (Patauov sindrom)	Síndrome de Patau (trisomía en el par 13)
Trisomija 18D (Edwardsov sindrom)	Síndrome de Edwards (trisomía del 18)
Trisomija 18D (Edwardsov sindrom)	Síndrome de Edwards (trisomía del 18)
Tristo	Trescientos
Trnjenje	Hormigueo
Trolisni zalistak	Válvula tricúspide
Trombocit	Plaqueta (trombocito)
Tromboembolija	Tromboembolismo
Tromboflebitis	Tromboflebitis
Tromboza	Trombosis
Trovanje	Envenenamiento (intoxicación)
Trovanje alkoholom	Intoxicación por alcohol
Trovanje hranom	Intoxicación alimentaria
Trtica	Cóccix (coxis)
Trtični kralježak	Vértebra coccígea
Trudnička hiperemeza	Hiperémesis gravídica
Trudnoća	Embarazo
Trudovi	Contracciones del trabajo de parto (contracciones uterinas)
Trup (torzo)	Tronco
Trzanje mišića	Crispar del músculo (fasciculación)
Tuberkulinski kožni test	Test de Mantoux (PPD)
Tučnjava	Pelea
Tumor	Tumor
Tumor žumanjčane vreće (endodermalni sinus tumor)	Tumor de saco vitelino
Tumorski marker	Marcador tumoral
Tupa bol	Dolor sordo
Tupost u udovima	Torpeza en las extremidades
Tvrda moždana ovojnica	Duramadre
Tvrdo nepce	Paladar óseo
U jutro	Por la mañana
U podne	A mediodía
Ubrzan bazalni metabolizam	Metabolismo basal acelerado
Ubrzani puls	Pulso acelerado
Ubrzano disanje (tahipnea)	Respiración rápida (taquipnea)
Učestalo mokrenje	Micción frecuente
Učestalo mokrenje velikih količina mokraće (poliurija)	Gasto urinario excesivo (poliuria)
Udarac	Golpe
Udaranje, ritanje	Patear
Udlaga za pozicioniranje	Almohada de posicionamiento
Udubljena prsa (ljevkasta prsa)	Pecho hundido (pectus excavatum)
Uganuće skočnog zgloba	Distorsión del tobillo
Ugljikohidrat	Carbohidrato
Ugriz	Mordedura
Ugriz bijesne životinje	Mordedura de un animal enfermo de rabia
Ugriz zaraženog komarca	Picadura de mosquito infectado
Ugriz zaraženog krpelja	Picadura de garrapata infectada
Ugrizna rana	Herida por mordedura
Uho	Óido
Ukočenost	Agarrotamiento
Ultrazvuk	Ultrasonografía (ecografía)
Ultrazvuk abdomena	Ecografía abdominal (ultrasonido abdominal)
Ultrazvuk bubrega	Ecografía renal (ultrasonido renal)
Ultrazvuk dojke	Ecografía de mama (ultrasonido de mama)
Ultrazvuk gušterače	Ecografía de páncreas (ultrasonido de páncreas)
Ultrazvuk jetre	Ecografía hepática (ultrasonido hepático)
Ultrazvuk srca (ehokardiografija)	Ecocardiografía
Ultrazvuk srca s dopplerom	Ecocardiografía doppler
Ultrazvuk štitnjače	Ecografía de la tiroides (ultrasonido de la tiroides)
Ultrazvuk žuči i žučnih vodova	Ecografía de vesícula y vías biliares
Umetak za dojku	Implante de mama
Umjetna oplodnja	Inseminación artificial
Umjetno disanje	Respiración artificial
Umjetno sladilo	Edulcorante artificial
Umrijeti	Morir
Unutarnje krvarenje	Sangrado interno (hemorragia interna)
Unutra	Dentro
Upala	Inflamación
Upala dojke (mastitis)	Inflamación del seno (mastitis)
Upala endometrija maternice (endometritis)	Inflamación del endometrio (endometritis)

Upala grla (grlobolja, faringitis)	Mal de garganta (inflamación de la faringe, faringitis)
Upala mokraćnog mjehura (cistitis)	Inflamación de la vejiga urinaria (cistitis)
Upala pasjemenika (epididimitis)	Inflamación del epidídimo (epididimitis)
Upala plodovih ovoja (korioamnionitis)	Infección de las membranas placentarias (corioamnionitis)
Upala potrbušnice (peritonitis)	Inflamación del peritoneo (peritonitis)
Upala prostate (prostatitis)	Inflamación de la próstata (prostatitis)
Upala rodnice (vaginitis)	Inflamación de la vagina (vaginitis)
Upala slijepog crijeva (apendicitis)	Inflamación del apéndice (apendicitis)
Upala stidnice (vulvitis)	Inflamación de la vulva (vulvitis)
Upala testisa (orhitis)	Inflamación del testículo (orquitis)
Upala vena (flebitis)	Inflamación de las venas (flebitis)
Upalna bolest zdjelice	Enfermedad pélvica inflamatoria
Uragan	Huracán
Urasli nokat (ungvis inkarnatus)	Uña encarnada (onicocriptosis)
Urea izdisajni test	Prueba del aliento con urea
Urea klirens	Prueba de aclaramiento de urea sanguínea
Uremija (autointoksikacija radi nelučenja urina)	Uremia (acumulación en la sangre de los productos tóxicos por un fallo renal)
Ureteralni kamenac (ureterolitijaza)	Cálculo en el uréter (ureterolitiasis)
Ureteroskopija	Ureteroscopía
Uretrografija	Uretrografía
Urinarna inkotinencija	Incontinencia urinaria
Urinarni kateter	Catéter urinario
Uroantiseptik	Antiséptico de las vías urinarias
Urobilinogen u urinu	Urobilinógeno en orina
Urođena aneurizma arterija baze mozga	Aneurisma congénito arterial de la base del cerebro
Urođena srčana bolest (kongenitalna kardiopatija)	Cardiopatía congénita

Urođena srčana greška	Malformación cardiaca congénita
Urođena stenoza pilorusa	Estenosis congénita del píloro
Urođeno iščašenje kuka (kongenitalna displazija kuka)	Displasia congénita de la cadera (luxación congénita de cadera)
Usisni kateter	Catéter de succión
Usna	Labio
Ušna mast (ušna smola, cerumen)	Cerumen (cerilla)
Ušna školjka	Pabellón auricular (aurícula)
Usna šupljina	Cavidad bucal (cavidad oral)
Usporen bazalni metabolizam	Metabolismo basal lento
Usporen puls (bradikardija)	Descenso de la frecuencia cardiaca (bradicardia)
Usporeno disanje (bradipneja)	Descenso de la frecuencia respiratoria (bradipnea)
Usta	Boca
Utapanje	Ahogamiento
Utrnulost udova	Adormecimiento de las extremidades
Uvećani jezik (makroglosija)	Lengua más grande de lo normal (macroglosia)
Uvućena bradavica	Pezón invertido
Uzbuna	Alarma
Uzorak korionskih resica	Muestra de vellosidades coriónicas
Uzrok smrti	Causa de muerte
Vađenje zuba	Exodoncia dental
Vaga	Balanza
Vaginaleta	Supositorio vaginal
Vaginalni iscjedak	Flujo vaginal
Vakumirani madrac	Colchón al vácio
Vakuumski ekstraktor	Aspirador al vacío
Valovi vrućine (valunzi)	Sofocos
Vani	Fuera
Vanjska mokraćna cijev (uretra)	Uretra
Vanjsko krvarenje	Sangrado externo (hemorragia externa)
Varikozni ulcer (venski ulcer)	Úlcera varicosa
Vata	Algodón hidrófilo
Vazodilatator	Vasodilatador
Večer	Anochecer
Večera	Cena
Veliki mozak (telencefalon)	Telencéfalo
Vena	Vena

Venografija (flebografija)	Flebografía	**Vitamin D3 (kolekalciferol)**	Vitamina D3 (colecalciferol)
Venska tromboza	Trombosis venosa	**Vitamin D4**	Vitamina D4
Vensko krvarenje	Sangrado venoso (hemorragia venosa)	**Vitamin D5 (sitokalciferol)**	Vitamina D5 (sitocalciferol)
Ventrikularna fibrilacija	Fibrilación ventricular	**Vitamin E (tokoferol)**	Vitamina E (alfatocoferol)
Ventrikularna hipertrofija	Hipertrofia ventricular	**Vitamin F (linoleična kiselina)**	Ácido linoleico
Ventrikularni septalni defekt	Comunicación interventricular	**Vitamin J (kolin)**	Vitamina J (colina)
Ventrikulografija	Ventriculografía	**Vitamin K (filokinon)**	Vitamina K (filoquinona)
Venula	Vénula	**Vitamin L1 (antranilna kiselina)**	Vitamina L1 (ácido antranílico)
Vešeraj	Lavandería	**Vitamin P (flavonoidi)**	Vitamina P (flavonoide)
Veslačka podlaktica (tendinitis podlaktice)	Tendinitis en el antebrazo	**Vitiligo**	Vitíligo
Viagra	Viagra	**Vježbanje**	Ejercicio
Vidni živac	Nervio óptico	**Vježbe disanja**	Ejercicios de respiración
Virus	Virus	**Vlasište**	Cuero cabelludo (capa capilar)
Virusna infekcija	Infección viral	**Vlažna gangrena**	Gangrena húmeda
Višerotkinja	Multigrávida	**Voda**	Agua
Visinska bolest	Mal de montaña (mal de altura)	**Vodenasta stolica**	Heces acuosas
Visoki krvni tlak (hipertenzija)	Incremento de la presión sanguínea (hipertensión)	**Vodene kozice (varičela)**	Varicela
Vitalni znakovi	Signos vitales	**Vodenjak**	Saco amniótico
Vitamin	Vitamina	**Vraćanje hrane iz želuca u usta (regurgitacija)**	Regreso del contenido alimentario a través del esófago (regurgitación)
Vitamin A (retinol)	Vitamina A (retinol)	**Vrat**	Cuello
Vitamin B1 (tiamin)	Vitamina B1 (tiamina)	**Vrata**	Puerta
Vitamin B10 (faktor-R)	Vitamina B10 (vitamina R)	**Vrijeme**	Tiempo
Vitamin B11 (faktor-S)	Vitamina B11 (vitamina S)	**Vrtoglavica**	Vértigo
Vitamin B12 (kobalamin)	Vitamina B12 (ciancobalamina)	**Vulgarne akne**	Acné común (acne vulgaris)
Vitamin B2 (riboflavin)	Vitamina B2 (riboflavina)	**Weberov test**	Prueba de Weber
Vitamin B3 (niacin)	Vitamina B3 (niacina, vitamina PP)	**Za vanjsku primjenu**	De uso externo
Vitamin B4 (adenin)	Vitamina B4 (adenina)	**Začeće (oplodnja)**	Fecundación (fertilización)
Vitamin B5 (pantotenska kiselina)	Vitamina B5 (ácido pantoténico)	**Začepljeni nos**	Congestión nasal
Vitamin B6 (piridoksin)	Vitamina B6 (piridoxina)	**Zadah iz usta (halitoza)**	Mal aliento (halitosis)
Vitamin B7 (inozitol)	Vitamina B7 (inositol)	**Zadak**	Nalga
Vitamin B8 (biotin)	Vitamina B8 (biotina)	**Zadebljanje kože**	Callosidad (callo)
Vitamin B9 (folna kiselina)	Vitamina B9 (ácido fólico)	**Zadnja menstruacija**	Última menstruación
Vitamin C (L-askorbinska kiselina)	Vitamine C (enantiómero L de ácido ascórbico)	**Zaduha (nedostatak daha, dispneja)**	Falta de aire (disnea)
Vitamin D2 (ergokalciferol)	Vitamina D2 (ergocalciferol)	**Zagristi**	Morder
		Zakašnjeli pubertet	Retraso de la pubertad
		Zakočenost zgloba	Rigidez de las articulaciones
		Zalistak	Válvula
		Zanoktica	Padrastro
		Zapešće	Carpo

Zapletaj crijeva	Retorcimiento anormal del intestino (vólvulo)
Zarazni odjel	Pabellón de enfermedades infecciosas
Zarazno	Contagioso
Zaštitna kapa	Gorra desechable
Zaštitna maska za lice	Mascarilla desechable
Zaštitna navlaka za obuću	Cubrezapatos
Zaštitna navlaka za odjeću	Gabacha desechable
Zaštitne rukavice	Guantes desechables
Zaštitnici za pete i laktove	Protectores talón/codo antiescaras
Zastoj disanja (apnea)	Falta de respiración (apnea)
Zastoj srca (srčani arest)	Paro cardiaco (parada cardiorrespiratoria)
Zastoj urina (urinarna retencija)	Retención de orina
Zastoplje	Tarso
Zatiljak	Nuca
Zatiljna kost	Hueso occipital
Zatvor (opstipacija)	Estreñimiento
Zatvoriti	Cerrar
Zaušnjaci (mumps, parotitis)	Paperas (parotiditis)
Zavoj	Venda
Zdjelica	Pelvis
Zdravstveno osiguranje	Seguro de salud
Zelenkasta stolica	Heces verdes
Zglob	Articulación
Zglobna čahura	Cápsula articular
Zglobna hrskavica	Cartílago articular
Zglobna tekućina (sinovijalna tekućina)	Líquido sinovial
Zglobni menisk	Menisco
Zijevanje	Bostezo
Zika groznica	Fiebre del Zika
Zimica (tresavica)	Escalofrío (tiritón)
Zjenica	Pupila
Znak za uzbunu	Señal de alarma
Znoj	Sudor
Znojenje	Transpiración (sudación)
Zoonoza	Zoonosis
Zračenje	Radiación
Zračna embolija	Embolia gaseosa
Zub	Diente
Zubna caklina	Esmalte dental
Zubna krunica	Corona
Zubna plomba	Empaste (emplomadura)
Zubni cement	Cemento dental
Zubni dentin	Dentina

Zubni kamenac	Placa dental
Zubni karijes	Caries
Zubni konac	Seda dental (hilo dental)
Zubobolja	Dolor de muelas
Zujanje u ušima (tinitus)	Pitidos en el oído (acúfeno, tinnitus)
Ždrijelo	Faringe
Žeđ	Sed
Željezo	Hierro (fierro)
Želučana kiselina	Ácido gástrico
Želučana sluznica	Mucosa estomacal
Želučani sok	Jugo gástrico
Želudac	Estómago
Žgaravica	Ardor de estómago (acidez, pirosis)
Žilnica	Coroides
Živac	Nervio
Životna sposobnost spermija	Viabilidad de espermatozoides
Žlica	Cuchara
Žlijezda	Glándula
Žlijezda lojnica	Glándula sebácea
Žlijezda slinovnica	Glándula salival
Žlijezda znojnica	Glándula sudorípara
Žrtva	Víctima
Žuč	Bilis
Žučni kamenac (holelitijaza)	Cálculo biliar (litiasis biliar)
Žućni mjehur	Vesícula biliar
Žučovod	Vía biliar
Žulj (plik, kurje oko)	Ampolla (callo)
Žuta stolica	Heces amarillas
Žutica (ikterus)	Ictericia
Žutica moždanih jezgri	Kernicterus (encefalopatía neonatal bilirrubínica)
Žuto tijelo	Cuerpo lúteo (cuerpo amarillo)

ABOUT THE AUTHOR

Edita Ciglenečki is medical translator with Academic degrees in Biomedical Sciences and Public Health Sciences. Besides Croatian, being her mother tongue, she is a holder of international diplomas in English, French and Italian language. For many years she worked as a medical professional inside the travel industry. This dictionary is the product of her own working experience built on her passion for travelling, medicine and language skills.

www.ingramcontent.com/pod-product-compliance
Ingram Content Group UK Ltd.
Pitfield, Milton Keynes, MK11 3LW, UK
UKHW021059290826
14628UKWH00014B/8

9 781984 111296